從 AI 到
智慧醫療

成大醫院資訊長 蔣榮先 教授＿＿著

謹將本書獻給

我敬愛的父母親

以及我的家人

特別是含辛茹苦撫養我的母親

她是一個無比堅強的人

用自己的生命故事

教我做人的道理

〈專文推薦〉

坐擁金礦卻不自知？

張善政
前行政院院長、善科基金會董事長

看到蔣榮先教授的新書名《從 AI 到智慧醫療》，不禁令人眼睛一亮，精神一振！

因為這本書，是寫給您我許多不是醫療專業的「一般人」看的。這是一本可能改變您我照顧自己一生健康思維的書。

一項新技術要對民眾生活產生貢獻，除了技術外，就是法規與政策的配套。如果一般人不知道智慧醫療對維持自己的健康有所助益，那麼他們為何要支持用納稅人的錢來推動智慧醫療？智慧醫療不能普及，就沒有辦法達到規模經濟，費用居高不下，最後只會淪為少數菁英份子的貴族治療。

我在過去數年一直強調台灣智慧產業的未來在三個重點領域：醫療、製造與農業。而醫療結合人工智慧絕對是對全國每一個民眾最有切身影響的項目。從各種醫療影像的判讀開始，已經證明結合人工智慧的判讀精準度可以比人眼大幅提高，因為不是百分之百的精準度，所以還需要有經驗的人為介入。但是，可以節省大量醫療人力已是不爭的事實。再來，透過精準醫療，我們可以更好地掌握不同遺傳、不同體質的病人，對他們對症下藥，或使用更有效的療法，甚至預知未來罹患某種

疾病的機率，而能預為因應。

在智慧醫療背後支撐的，是醫療大數據；更基礎的，則是醫療系統數位化和醫療資料庫。這些項目其實我們在國際上都屬於領先國家，如全民健保資料庫就是很好的例子。這樣，似乎我們在智慧醫療也可以輕而易舉地取得領先地位？但是，事實並非如此。我們在取得人體樣本上因為隱私與倫理的顧慮而相對困難，我們健保基於控制開銷不易納入新的給付項目，我們許多人覺得醫療是良心事業而非做生意，不接受規模經濟的商業模式套用到醫療上面。所以，我們的人體生物資料庫計劃數年來想要取得三十萬個樣本，卻舉步維艱；但是國外某一個商業基因公司過去數年已經建立了涵蓋全球各國人種超過六百萬人的基因資料庫。這樣看來，在取得可以運用的樣本上，我們已經落後。我國醫院裡其實多年來已經累積了無數的病人樣本檢體，但是缺乏一套流通運用的規範。這是我們形如坐在金礦上面卻不自知的眾多案例之一。

所以，這就是蔣教授這本智慧醫療的科普書為何如此重要。我們需要全民都去了解如何運用智慧醫療讓自己未來更健康，並且支持發展智慧醫療的制度法規，讓我們國家在有卓越的醫療技術之外，也可以有等同進步的配套，進而躋身國際智慧醫療的大國。

〈專文推薦〉

實現 Anywhere, Anytime, Anyone 的 精準醫療

林百里
廣達集團董事長

隨著醫療科技的進步，人類的生命不斷地延長，在全球快速邁入老年化社會的今天，醫療資源逐漸匱乏。而過度的城市化和全球化，使得傳染病的散佈缺乏有效的防火牆；一旦有區域上的疫情，很容易演變成全球大流行。因此如何有效地運用人工智慧、演算法、大數據、雲端運算、穿戴式物聯網，以及次世代 5G 通訊技術來協助醫院智慧化，實現精準醫療，落實 Anywhere, Anytime, Anyone 的遠距精準健康照顧，將是刻不容緩的議題。

在 COVID-19 肆虐全球的今天，台灣的防疫能力，展現了我們世界第一流的醫療照護和資訊科技的強度與深度。廣達電腦自二〇〇五年起和麻省理工電腦科學暨人工智慧實驗室的策略合作，便致力於大數據及機器學習在「以人為本」（Human Centric）的應用與服務；而在二〇一九年新的五年合作計劃：運算健康研究（Computational Health），更聚焦在以人工智慧研究為核心的預防醫學（Preventive Medicine）和預測醫學（Predictive Medicine）。

　　台灣擁有著世界一流的醫療體系、世界一流的通訊科技，加上世界獨一無二的健保制度和醫療大數據，一定會對未來世界的智慧醫療有重大的貢獻。

　　現今全球醫療界正面對 COVID-19 病毒的嚴峻挑戰，欣見成大醫院資訊長蔣榮先教授的大作——《從 AI 到智慧醫療》，內容精彩詳實，相信無論對於醫界、資訊科技業甚至於一般民眾更有它獨特的價值和時代意義。

〈專文推薦〉

人工智慧不是怪獸，而是最佳助手

陳良基
科技部部長

六十年前，一群科學家們遐想「電腦可以完全模仿人類的思維」，至今也許還沒辦法實現。但在腦力激盪的會議中，「人工智慧」這個名詞正式面世了。沉浮幾個世代後，人工智慧已經成長到物理學家史蒂芬・霍金（Stephen Hawking）眼中「人類要嘛最好，要嘛最壞的發明」，「矽谷鋼鐵人」伊隆・馬斯克（Elon Musk）也說：「人工智慧是人類文明最大的威脅！」

本書作者蔣榮先現為資工系教授，又擔任醫院資訊長，以第一手參與人工智慧研究，以及親身協助人工智慧在醫療體系的臨床應用經驗，告訴我們，人工智慧並沒有成為怪獸，反而是化身為醫師、檢驗師、護理師等最貼身的助手，甚至於就依附在病患身上，引導我們走入智慧醫療的大航海時代。

作者臚列超過三十個議題，並以實際案例，一一解說人工智慧與醫療碰擊的火花，活生生的案例，在 0 與 1 的數字位元和生與死的細胞中穿梭，是一本很值得閱讀的 AI 與醫療科普書。電腦，還是無法完全模仿人的思維，但透過大數據學習，電腦已經輕易可以完成醫療上的檢驗、診斷、分析等。

　　人工智慧並不會取代臨床醫師，但誠如哈佛醫學院泰斗史萊克教授
（Warner Slack）說過的話語：「若是一位臨床醫師擔心被 AI 取代的話，
那麼他（她）就該被 AI 取代！」精準了解人工智慧，並善用人工智慧
的能耐，應該才是正道！

〈專文推薦〉
未來醫療的無限可能

李伯璋
衛生福利部中央健康保險署署長、
財團法人器官捐贈移植登錄中心董事長、
成大醫學院外科教授

本人上任健保署長以來，就努力利用健保大數據的資料分析，尋找未來改革的方向。在二〇一八年擴大建置「健保醫療資訊雲端系統」，讓醫療體系與健保署雲端網絡採取光纖連線，任何醫學中心、區域醫院、地區醫院做過的檢驗檢查報告及影像，可以彼此分享。同時，也積極提升「健康存摺」手機快速認證，增加眷屬管理與開放健康照護體系介接，相信未來能加速台灣學界與產業界走向「精準醫療」及「人工智慧」（AI）的開發與應用，很快會在國際上占有一席之地。

蔣榮先教授是我在成大醫院的同事，擔任醫院資訊長的職務，長期對智慧醫療與智慧醫院的發展有卓越見解，本書將健康管理、電子病歷、自動診斷、基因檢測、遠距醫療、智慧醫院等時下最熱門議題，用淺顯易懂的文字來呈現，讓大家很快了解未來醫療可以發展到什麼境界。伯璋誠心推薦本書給醫界、產業界、藥界、醫材界的學者、專家、朋友們閱讀與參考！

〈專文推薦〉

以人為本的醫療科技

沈孟儒
成大醫院院長

　　人工智慧的風潮，在過去半個世紀中起起落落，此刻又重新進入了一波熱潮，搭配虛擬實境與智慧穿戴式裝置，成為嶄新的科技革命，並進入智慧醫療中，帶來照護品質的提升。

　　反觀台灣邁向高齡社會，科技的進展造就醫療技術的日新月異，民眾對醫療的期待也日益增多，行政院已經核定在成大醫院架構下，成立「老人醫院」並以智慧醫療的方式來實現優質照護。

　　未來將結合高齡醫學人才培育、醫療產業及高齡照護的綜合性國家重大計劃，順利推動的話，可在五年後運作服務。可預期在全民健保、醫療3.0（資通訊）及4.0（AI人工智慧）的大架構下，醫療作業更需細膩精緻及智慧化的管理。

　　蔣榮先教授現任成大醫院資訊長，是人工智慧領域的專家學者，在本書中以專業知識鉅細靡遺地介紹了人工智慧與醫療科技的應用，詳細介紹了各領域上的技術應用與市場前景，以及分析未來趨勢。可想而知，若想在新一波智慧醫療的浪潮中有所收穫，發現機會、搶占先機是無庸置疑的最好策略，接著進一步擴展技術，便能引領新一波商業浪潮。

　　現代專家對人工智慧的發展看法有喜有憂，科技確實是一把雙面刃，工具作為何種用途，端看使用的人如何去抉擇。醫療以人為本，所有的醫療科技開發，都為了提升醫療品質，並以人類、社會、環境的共存共榮而努力。

　　蔣教授在本書中對智慧醫療的剖析透徹、觀點詳盡，深覺令人耳目一新，誠心推薦值得一讀。

〈專文推薦〉

打造全球智慧醫療的創新基地

林啟禎

財團法人醫院評鑑暨醫療品質策進會董事長、
成功大學特聘教授暨成大醫學中心骨科部醫師

　　當今的醫療隨著科學的提升，已經走向百花齊放的境界。追隨著生物醫學工程科技的發展，大數據、人工智慧、工業 4.0、3D 列印、分子生物、基因工程與精準醫療都是大家耳熟能詳的名詞，而智慧醫療也是其中之一。

　　智慧醫療如何提升醫療品質？醫療資訊化足以提供具體的印證。根據統計，全球心肌梗塞的病患，從發病到臨床，平均需要一百五十分鐘，但台灣透過醫療資訊化，可以讓病患上救護車的同時，將心跳等相關資訊遠距傳給急救中心的醫師，並將病患送到離病發地點最近，並且可以處理心肌梗塞病患的醫院。因此，台灣的醫療體系可以平均在五十一分鐘之內，就提供緊急治療的救護。

　　而遠距健康照護更是智慧醫療的重點之一。針對台灣人口年齡層逐漸老化，台灣醫療照護需求轉為治療與照護並重，而行政院也把醫療照護產業列為六大新興產業之一。其中的遠距健康照護，因可結合醫療照護、資訊通訊技術、電子醫療器材等領域，讓民眾可以在社區與居家環境中直接獲得適當的治療與預防保健服務，更為台灣發展智慧醫療的重點項目。

　　為了擔任台灣智慧醫療的推手，財團法人醫院評鑑暨醫療品質策進會（醫策會）所主辦的「國家醫療品質獎」（HQIC）就有一組競賽是屬於智慧醫療類，並訂定其核心價值如下：為鼓勵醫療機構運用資訊科技降低錯誤、提高效率，進而提升醫療品質與病人安全，另亦希望能夠結合產業化，選拔及輸出優良的智慧醫療措施、值得推廣的創新產品、服務或整體解決方案，持續為醫療健康產業注入新動能，因此本競賽徵求各機構實際運用科技資訊於醫療實務的成功專案，希望藉此促進各機構互相標竿學習。如今，台灣已有多所醫院通過包括門診、住診（含ICU）、急診照護、手術照護、其他照護相關作業、行政管理服務流程（含醫材管理）等六大服務流程的全機構智慧醫院，而醫策會配合此任務所建立的「台灣智慧醫療創新整合平台」（Hospital Smart Taiwan, HST），則提供了醫界與電資通科技學術與產業界良好的合作管道，遂成為政府、醫界、學界與產業界所津津樂道並十分倚重的溝通平台。

　　然而，智慧醫療並非純粹只是依賴科技的提升，而是需要配合整體醫療生態的演變，而與人性需求密切結合。這是拜讀這本成大資訊系蔣榮先特聘教授兼成大醫院資訊長的大作《從 AI 到智慧醫療》後，特別得到的強烈感受。

　　本人早從一九八九年起開始與成大資訊系合作研究醫學影像，幾乎這三十年來都與智慧醫療研究密切相關，因而熟識的成大資訊系教授超過十位以上，但認識榮先教授則是在二○一二年之後，當年我時任成大學務長，得知同為學校主管的成大電算中心蔣榮先主任發表了一篇《細胞》（Cell）期刊的論文，知道那是與美國及加拿大團隊歷經近三年的

合作與努力，以最新的生物資訊計算，完成系統性地解讀「核孔蛋白 Nup170p 之全基因組結合圖譜」，解開了人類老化的機制，完成醫學界最新、最重要的創舉。佩服之餘，加上正好有公務請教，特別前去拜訪。深談之下覺得相見恨晚，因為發現榮先兄不但學識淵博，並且眼光高遠、誠懇熱情，並且充滿人文素養。後來本人離開校部行政職回歸醫院再任職醫策會，榮先兄也來醫院擔任資訊長，因緣巧合有更深入接觸的機會。榮先兄一直對智慧醫療的研究著墨甚深，最近還得到「傑出資訊人才獎」的至高榮譽而獲得總統接見，真的是實至名歸。

榮先兄先以二〇一六年拙作《醫無反顧》題字為引，邀請我為他這本嘔心瀝血有關智慧醫療與智慧醫院的大作作序，真是萬分榮幸。這本書共分為九個章節，由 AI 與醫療的碰撞火花出發，旁徵博引輔以個人經驗，道出健康資訊管理、電子資訊系統、自動診斷、負面情緒偵測、精準醫療、智慧預警、電腦輔助偵測診斷與智慧醫院的解決方案等議題，非常具有參考價值與思省啟發，並對人性價值能有深刻體會。

拜讀之後深深感受，既然智慧醫療已是個時代的重要發展趨勢，台灣應該在此一議題多加著墨，尤其可以發揮醫療服務及資通訊產業的兩大優勢，以人為核心價值，在建構預防、診斷、治療與照護平台等領域，透過軟硬體的整合發展，結合感測和 IT 技術將醫療器械相互連接，若能再加入當前炙手可熱的物聯網（IoT）、雲端技術與巨量資料（Big Data），來打造完整的醫材生態鏈，必可讓台灣成為全球智慧醫療的創新基地，而台灣也將因為智慧醫療的進步，在醫療品質與病人安全上持續向上提升。

〈專文推薦〉

高科技智慧醫療
──台灣未來產業新希望

何飛鵬
城邦媒體集團首席執行長

　　因緣際會遇到蔣榮先教授，他的頭銜是成大資訊系教授，兼成大醫院資訊長。這兩個頭銜的結合引起了我極大的想像，因為我一向認為台灣現在當紅的產業是資訊產業，台灣的科技產品賣遍全世界，可是我直覺地認為台灣未來的明星產業是高科技醫療產業。原因無他，高科技產業已經走到盡頭，未來能發展的空間有限，而台灣的醫療產業，獨步全世界，有最先進的醫療水平，如果能搭上高科技產業的翅膀，當可以一飛沖天。

　　基於這個想像，當我遇到蔣榮先教授時，我就抱著極大的期待，我派出了最好的編輯團隊，配合蔣教授，期待他能激盪出高科技與醫療體系的火花，為台灣未來的產業發展指引明燈。

　　這本書就是：從 AI 到智慧醫療，蔣教授自學習歷程娓娓道來，他與高科技接觸的過程，重點放在 AI 科技的發展以及 AI 將如何影響及改變人類生活，開啟了讀者對 AI 科技的未來想像。

　　接著從第二章開始，蔣教授一步步地講述高科技發展與醫療產業之

間的關聯互動，尤其是醫療行為由此發生的改變。他談到行動裝置與穿戴產品結合後的行動醫療，述說人人都是資料的製造者，也可以成為健康的行動管家。

第三章則是討論了現在台灣最大的優勢——數位病例系統，台灣的全民健保，集中化了所有的個人資訊，如果能有效運用，將會創造一個醫療領域的新境界。

第四章談的則是線上問診，這是最近 COVID-19 疫情蔓延時，所激發出來最熱門的話題，如果能進行遠距醫療，將可解決醫療資源不足的問題，還能夠化解疫情爆發時感染的危機。

第五章談的是透過智慧型手機，追蹤並分析人的情緒變化，並對憂鬱症提供預先的防範作為。

第六章探討基因檢測，用來針對個人未來可能的疾病進行預測及預防，而癌症就是其中非常重要的運用領域。第七章介紹的是智慧病房，如果醫院能建立一套自動化的照護系統，能夠有效處理病人的所有事情，這將會解決許多不必要的醫療糾紛。

有了智慧病房，就有所謂的智慧醫院，從自動化健檢，到智慧就診、智慧照護、智慧藥局，構建起全智慧化的醫療體系。

第八章則是談到用 AI 來輔助診斷，這是目前各個醫療體系已頗有進展的領域，用 AI 的大數據分析來判讀各種影像資料，收到相當的具體成效。

最後一章探討台灣全民健保資料庫的運用，以及如何建立人人皆可享有的健康存摺。

　　這本書很完整地描述了醫療體系的未來發展，關心自己健康的民眾不可不讀，讀了才會知道未來高科技化下的醫療系統將如何幫助我們照顧健康。

　　第一群不可不讀的人是醫療體系的工作者，你們身在變革之中，不可不知未來將如何變，如何發展，而自己又如何應變。

　　當然關心台灣經濟發展的高科技業者也不能不讀，把高科技技術運用在醫療產業是未來產業的熱門途徑，蔣榮先教授已給未來高科技與醫療產業如何激盪，規劃出清楚的藍圖，所有的業者可以按圖索驥。

自序

　　我們很幸運地生活在一個充滿「類比」與「數位」交織的世界裡。

　　上一代的人們習慣在典型的類比世界中——拿著傳統的電話與人溝通、閱讀每天送到家的報紙、到銀行提領現金使用、用手抄寫文字、記錄會議重點在紙本或是行事曆上等。而我們的下一代則是數位原住民，每天享受在串流音樂、智慧型手機的世界中、看Netflix電影、通訊軟體、用直播平台，甚至於已經不使用現金、紙筆了，顯見世代的差距有多麼大。

　　這種巨大的反差，讓我常反思自己能否做到「思考很數位」但是「行為很類比」；例如我個人收藏有超過一千五百張的各式黑膠唱片，這些類比的音樂，常常讓我有很深刻的感動與共鳴，當然我也十分享受數位音樂隨處可聽的方便。

　　我是一個典型的「宅男」教授，不會其他三百六十四行的專業，每天以 iPhone 戴耳機聽數位音樂，騎腳踏車通勤上班，在學校辦公室和實驗室之間甚至以滑板車代步。

　　早上七點鐘一進辦公室立刻喊數位助理 Alexa 讀今天的全球新聞給我聽；若是聽到重要或是感興趣的新聞時，就叫醒 Google Nest Hub 智慧螢幕，請它立即播放即時的採訪報導或是 CNN、DW 新聞及路透社專

訪報導,讓我快速瀏覽新聞的細節,接著自動播放我喜歡聽的古典音樂;而這些動作全部都使用語音指令操控,因為此時我正在給自己泡一杯熱騰騰的咖啡,完全不需要用雙手來操作電腦。牆上的數位相框,自動播放著家人的照片以及最近一些戶外活動的精彩紀錄,桌面的平板行事曆就顯示著今天一天的待辦事項,以及幾分鐘之後即將要進行的會議。當然這樣交織著數位與類比的生活區段,只不過是現代人智慧化生活中的工作場景縮影罷了。

但當人工智慧熱潮持續從日常生活滲透至醫療場域時,就立刻踢到鐵板了。

醫療由於專業度與精準度之要求甚高,所以外人很難「革命式」參與,一切的診斷流程改善與效率提升等議題,只能採「從裡到外」的模式,也就是所謂的內部專業自主式創新,才有可能成功落實;而其中一個更重要的關鍵點就是——智慧醫療應讓「人」覺得在醫院接受的醫療照護是有溫度、有人性的。

此外,AI 在醫療領域中最大的價值,就是能將醫護人員因過度忙碌而忽略的事情自動做好,這樣就能有效改善醫療品質。也許會有讀者擔憂未來 AI 是否會取代醫師?答案當然是「不會」。但有了 AI 之後,一位三十歲年輕的臨床醫師,將立即擁有如同五十歲老醫師般的經驗;所以懂得使用 AI 的醫師,將會取代那一群不懂得使用 AI 的醫師。

我的專業是 AI,人生夢想就是希望能夠寫一本關於人工智慧與人類智慧競合的科普書或是回憶錄,現在寫回憶錄還嫌太早;一年前一個深秋的傍晚,我告訴自己,輪到自己寫一本書的時機好像到了,所以就

動筆先完成這一本「智慧醫療」的科普書。這本科普書本來無意寫得很長，不料下筆之時，就好像和常人閒話聊家常一樣，有點一發不可收拾的感覺，但無論如何必須就此打住了。這本書反映了筆者對人工智慧應用在醫療上的初步思考，基本素材來自於過去二十年教學與研究精華，期待能讓讀者對未來的醫療有更大的想像空間。

我深信，台灣大有機會以科技翻轉成國際智慧醫療的大國；如果一般讀者能讀懂且喜歡本書，身為著者沒有比這個更為高興的事了。

庚子年春日和暖 伏案於府城

目錄 CONTENTS

第 **1** 章　AI 與醫療碰撞的火花

第 **1** 章

AI 與醫療碰撞的火花

在生存競爭中，活下來的並不是最強壯的，也不是最有智慧的，而是最有適應與改變能力的。

英國生物學家 達爾文（1809-1882）

It is not the strongest of the species that survives, nor the most intelligent, but the one most responsive to change.

Charles Darwin

1 AI 起手式

　　一九五〇年代，人稱「人工智慧之父」的麥卡錫教授與一群年輕電腦科學家發起並組織了為期一個月的「達特茅斯會議」，腦力激盪出未來電腦科技並創立「人工智慧」一詞，從此便開始了 AI 的新紀元。

　　套句過去熟悉的廣告詞「AI——它智慧，你聰明。」

　　「未來初夏的一個早晨，大衛被輕音樂溫柔喚醒，還沒離開床，數位秘書就以語音簡述今日的行程安排。進廁所盥洗時，智慧馬桶已完成尿液檢驗，並進行健康分析且立即記錄。照鏡子整理儀容時，鏡子也將大衛早晨的情緒連同昨晚睡眠狀態，傳送至家庭醫師的電腦上了，順便瀏覽鏡子上自動顯示的今日工作行程，可以一邊刷牙，一邊透過手勢操作將日程修正一番。接著今日行程中的會議議程及稍晚拜訪客戶的簡報資料在早餐時也投影在牆上了，並配合大衛的心情播放著輕音樂。跟孩子們聊天的同時，大衛讓電腦連上遠在亞洲的製造商夥伴，同步和歐洲的行銷代表進行簡單的工作進度討論，並指示電腦修正一些簡報的相關數據，出門前行車路線圖與推薦交通方式也已準備好了……。」

　　這樣的概念是不是和 Apple 公司發展的 Siri 或 Google 公司的 Home 和亞馬遜公司的虛擬助手軟體 Alexa 等產品[1]非常相似呢？它們讓使用

者可以輕鬆駕馭電腦，使用的所有資料不在手上也不在桌上，而是存放在雲端。

　　事實上，上述情境的預測發生在第二次世界大戰剛結束的一九五〇年代，做出預測的不是別人，正是由有「人工智慧之父」之稱，達特茅斯學院數學系年輕的麥卡錫助理教授（John McCarthy）發起，並與一群年輕電腦科學家參加的腦力激盪討論會，史稱「達特茅斯會議」（Dartmouth Workshop）；這些先驅者在當時即預測未來電腦科技將徹底改變人類的生活，並且所有的資料可能放在眼睛看不到的遠端，隨時取用。

人工智慧的緣起

　　早期關於人工智慧的老掉牙科幻故事很多，正式的緣起可溯自二十世紀初，西班牙發明家建造了一部可以自動與人下西洋棋的機器，而較有系統的研究則開始於電子計算機發明之後；例如在第二次世界大戰期間，英軍秘密以約半間房子大小的計算器[2]意外破解德軍密碼機器的故事，電影《模仿遊戲》的劇情便從此而來，令人屏息的電影情節中，我

---

[1] Siri 是蘋果公司為智慧型手機 iPhone 使用者所提供的語音對話；Google Home 係谷歌公司所發展透過 Google 助理語音操作，可實現智慧照明、保全、空調系統等設備的聰明管理；Alexa 是亞馬遜公司發展出來的 Amazon Echo 智慧音箱的名字，可以透過語音對話直接操作家裡的電器、電燈，報告天氣、行程、新聞等。

[2] 圖靈試圖破解當時無人能破的德軍密碼機器「Enigma」，他廢寢忘食終於建成解密機（圖靈機），命名為「克里斯多夫」（紀念昔日密友），也因破譯密碼，使得第二次世界大戰縮短超過兩年，拯救超過上千萬人生命，並成為日後電腦的原型。

[3] 圖靈生於一九一二年，是英國數學家、計算機科學家、邏輯學家、密碼分析學家和理論生物學家，他被譽為「計算機理論之父」。曾寫過一篇名為《計算機器和智慧》的論文，提出「機器會思考嗎？」（Can Machines Think?），作為一種用於判定機器是否具有智慧的測試方法，即成為後人所稱的「圖靈測試」。

們可以感受到英國數學家圖靈（Alan Turing）[3] 傳奇的一生以及對現代科學卓越的貢獻。

最早有關人工智慧的科學文獻，是圖靈在一九四八年發表的作品，至於在電腦科學界的「人工智慧」這個名詞，則是在一九五六年的達特茅斯會議上才正式拍板定案，從此開始了透過電腦來模仿人類智慧的新紀元。

一九五六年仲夏，年輕的數學系助理教授麥卡錫，帶領一群年輕科學家，在美國新罕布夏州的達特茅斯學院，進行超過一個月的腦力激盪，他們有一個共同的夢想：相信「終究有一天，計算機或是電腦可以完全模仿人類的思維。」而這樣大膽假設的基礎，在於他們認為人類思考的機制，應該可以運用計算機精確的描述，或是將數學模式化來完成模擬。

如此大膽的假設，在六十幾年前由一群電腦科學家提出，帶來的震撼絕對不亞於現今任何在好萊塢科幻電影中，令人嘆為觀止的情節。可想而知，這樣的假設在當時並沒有足夠的說服力，但這一場會議卻千真萬確地奠定了「人工智慧」這個嶄新主題的研究基礎，時至今日，該會議仍在電腦科學史上佔有一席之地。

不幸地，腦力激盪會議召開後的數年之內，仍看不出任何關於人工智慧研究成果的明顯進展，麥卡錫教授也深刻了解到：想完成這個遠大的夢想，必然還有一段漫長的路要走。當時美國的卡內基美隆大學與麻省理工學院，以及在產業裡赫赫有名的 IBM 公司，雖然率先成立了人工智慧研究中心，並著手進行數項先進研究計劃，研究成果卻相當有

限，只有在邏輯學上的自動推論，以及應用於小學程度的基本加減法方面之緩慢進展。

當然歸根究底，人類的智慧最不同於萬物之處，就是人與人之間的互動。大多數人類互動的資訊傳遞是透過「表情」與「聲音」傳達，所以影像（視覺）的理解與語言（語意）的理解，一直是無法擁有這些理解能力的「電腦」最難解決的議題。由於人工智慧發展的歷史尚淺，還有許多方向和研究領域可以擴展，仍潛藏著許許多多的可能性。有人說：「在 AI 的世界裡，沒有做不到的事，只有想像不到的事。」只要發揮想像力和創造力，相信大部分的夢想必能逐一實現，將 AI 的技術應用於實際生活中，大幅地改善人類的生活。

「人工智慧之父」──約翰・麥卡錫教授

數年前電腦界痛失這位先驅者，麥卡錫教授病逝於美國加州帕洛阿托家中，享年八十四歲，筆者在媒體撰文紀念他的辭世。巧的是，離他家不遠之處正是 Apple 公司與 Google 公司的總部，也是設計 Siri 與 Google Home 的大本營。

麥卡錫教授可以說是人工智慧領域教父級的創始人物，一生獲獎無數，為人和善，人稱「約翰大叔」。早年創立「人工智慧」一詞時，主張電腦可以透過學習增加其智慧，甚至可能達到類似於人類思考的能力。當年他提出的人工智慧與分時技術觀念，奠定下了今日電腦雲端技術之基礎。他早年曾經在麻省理工學院和史丹佛大學分別創立人工智慧實驗室，培育無數電腦科學家，也使得人工智慧研究於一九八〇年代達

到高峰。後來 AI 領域發展碰到瓶頸，轉而朝向更人性化與生活化之運用，我們也很幸運此時共同見證這歷史性時刻的成功到來。

他當年發明的 LISP 語言[4]，曾經被電腦界廣為採用，甚至於有為此語言而設計的專用電腦 Symbolics 3640，目前仍有一些知識庫系統使用中，也是現今大學資訊工程系學生學習程式語言課程時的夢魘。當年在美國家喻戶曉之經典益智節目「危險邊緣」（Jeopardy!）中，電腦對決人腦的搶答過程，IBM 電腦「華生」（Watson）首次勝過人類專家，該電腦之程式設計採用大量改良式 LISP 規則知識庫，這也充分顯示出人工智慧的進化，也許有朝一日聰明的電腦，可以真正實現像人腦一樣的願景。

筆者有幸曾於二十五年前在一場 AI 國際會議上，一睹麥卡錫教授年屆退休時的風采，聽他發表專題演講，印象十分深刻。會後他還不吝勉勵當時還是年輕博士候選人的我說：「人終其一生，只要做好一件有意義的事就足夠了。」大師風範令人欽佩不已。麥卡錫教授在晚年依然孜孜不倦的撰文探討電腦是否該擁有智慧與感情，以及電腦在參與社群網路上所該扮演的角色。

醫療科技在未來充滿無限商機

歷史的輪迴令人嘖嘖稱奇，一九八〇年代美蘇數十年的冷戰戲劇性地結束時，美國國會中的民主黨與共和黨議員們經過數百次的公聽會，

---

[4] LISP 起源於西元一九五八年，是電腦歷史上第二悠久而仍被使用的高階程式語言，事實上只有 FORTRAN 程式語言比它更早一年被發明

爭吵不休仍無法決定要將數以千億軍事預算中，原來用於對付蘇聯核武的「星戰計劃」（SDI）經費分給誰。最後決議將多餘的巨額國防經費，投入醫療與健康照護科技，因而使美國今日成為全世界最大的醫療產業國家。想不到將近四十年後的今天，科技大廠也不約而同地將巨量的研發經費投入醫療科技，期待在後基因體個人化醫療時代，佔有一席之地，進而主導醫療科技產業。

目前美國政府每一年的總預算支出，大約有百分之二十與醫療健康照護有關，金額大約接近一兆美元，這個金額足以撐起全世界的醫療產業。也就是像美國這樣的先進國家每年的財政支出，大約有五分之一會直接或間接流向醫療健康照護體系。

就連目前仍在沸沸揚揚中的新冠病毒（COVID-19）經濟振興方案金額都高達兩兆美元，相當於台幣六十兆的規模，用於支出公共衛生和醫藥補給，創下金融海嘯以來的最大規模之紓困紀錄，光是這筆錢，就足夠台灣政府用三十年。

這也是一個福利國家的典範，當政府有錢時優先照顧國民的健康，如同人民有錢時會優先照顧自己的健康。轉換成商業概念的說法，醫療科技是一個市值上看兆（美）元的產業，充滿了無限的商機。

也難怪曾經有人戲稱：人類一生注定被三個「蘋果」牽著鼻子走。第一個是夏娃的蘋果，讓人有了道德觀；第二個是牛頓的蘋果，讓人類有了科學；第三個則是你我耳熟能詳的蘋果公司，讓人工智慧進入你我生活的推手。

2 傳說中的 AI 時代，終於來臨了？

從一九五〇年至今，共有三波的人工智慧風潮，你我正身處在第三波人工智慧風潮的時期，二〇一六年阿法狗（AlphaGo）擊敗頂尖圍棋棋士，全世界共同見證了人工智慧的傳奇崛起，現在更要挑戰更嚴苛的場域——醫療領域。

關於傳說中的那個 AI 時代，真的終於來臨了嗎？答案是肯定的。

坊間介紹人工智慧的中文書籍何止上百本，要認識 AI 其實參考維基百科就可以了，但是真要說清楚，確實是一件頗困難的事情。讓我向讀者介紹大家都聽得懂的「白話版 AI」，應該是簡單、清楚、有趣、容易記住，沒有複雜的理論，很少專有名詞，萬一讀者還是聽不懂或記不住就是筆者的問題了。

長久以來，人類渴望創造出一種萬能的工具，能像人一樣聰明思考、處理事情，又永遠不會疲憊與抱怨，人工智慧便是在這一夢想下出現的產物。後來電腦科學家慢慢摸索清楚了一條路：先模擬人類的思考過程或步驟，接著設計一系列的電腦程式，運用相同的過程或重覆的步驟來解決問題。如此一來，便出現了一套簡單，具結構化的方法，來實現近似模仿人們做聰明決策的方式。

　　就這麼一個簡單的觀念，可是千真萬確地花了將近六十年的時間，從觀念的發想與啟蒙，直到落地成為日常生活中如普通事物般地容易實現；且聽我娓娓道來，說這一個有著悲傷與傳奇身世的 AI 故事吧。

革命性 LISP 電腦語言的誕生——第一波人工智慧風潮

　　第一波人工智慧的風潮，大約發生於一九五〇至一九七〇年之間，在有越來越多科學家開始對人工智慧逐漸感興趣之際，誕生了革命性的 LISP 電腦語言，這種電腦語言因其簡易之結構化格式，是人工智慧上描述規則的一大突破；也在前面提到的模擬人類思考之過程中，實際派上用場了。如前所述，LISP 語言問世後很快就被電腦工程師們採用，而成為人工智慧領域中，通用且最受歡迎的一種電腦語言，數十年後的今天仍有人使用此語言發展 AI 模型。

　　隨著程式語言可以被電腦自動執行，這時候的 AI 進入了「若 A 成立，則 B 應成立」的規則描述時期，也就是建立規則後，系統便能按照規則自動進行推論。同時在人工智慧的發展史上，幸運之神第一次來敲門了——在美蘇冷戰期間，搭上了國防研究的順風車。一九六三年七月麻省理工學院破天荒地收到美國國防部兩百萬美金，贊助一個名為機器輔助認知系統的人工智慧前瞻計劃，其實當時大家都不知道要做什麼，但贊助經費目的之一就在確保美國軍事科技超越當時的蘇聯。不久後美國各個頂尖大學也接二連三收到國防預算大餅的贊助，在大量研究資金挹注的情況下，疾如雷電地突破了一小部分人工智慧的瓶頸，全球電腦科學家們也如雨後春筍般投入這一項在當代似乎具有高度發展潛力的工程應用領域。

　　然而人工智慧的發展並非就此一帆風順，荊棘叢生的坎坷之路自此才逐漸顯露在眾人面前。一九五八年美國神經學家羅森布拉特教授（Frank Rosenblatt）首次發表了模仿生物神經細胞（或稱做神經元）的構造，看起來像是一種基礎的計算方式，其實是一種正與負的二元線性分類器，命名為「感知器」（perceptron），若結合多個神經元，就成了簡單形式的類神經網路，且可能具有解決複雜分類問題的能力。

　　當然這裡的「分類問題」，就有點像兒童經過教導後具有辨識「蘋果和香蕉不同」的能力。若以電腦來實現這件事情，只能說是「三歲小孩的把戲」，尚不足以稱為人工智慧，但是這個分類問題卻是科學家實實在在經過了將近十年的努力才做到。可惜的是，又再過了十年後，在一九六九年壓垮駱駝的最後一根稻草還是出現了，麻省理工學院的明斯基教授（Marvin Minsky）在《感知器》（*Perceptrons: An Introduction to Computational Geometry*）一書中，用數學方式仔細分析前面提到的，以感知器來構成單層網路的局限性，並證明感知器不可能解決如「互斥或邏輯」（XOR）[5]之簡單數學推論問題，導致此後神經網路的研究熱潮消退，至此第一波人工智慧的發展風潮接近尾聲，如圖一（P.037）所示為人工智慧發展之緣起與歷史。

具實用價值的商業化 AI—第二波人工智慧風潮

　　第二波人工智慧風潮約起始於一九七〇年代末以及一九八〇年代初，拜硬體技術與專家系統進步之賜，加上產業界發展出可以儲存大量

---

[5] 互斥或邏輯（XOR）屬於簡單的線性不可分問題，與一般的布林「或邏輯」不同，當兩兩數值相同為「假」，而數值不同時為「真」。

資料的資料庫,可說是人工智慧商業化成長最快速以及大豐收的年代。同時具實用價值的應用研究亦開始萌芽,例如電腦視覺、機器人以及知識庫的觀念。

此時專家系統突然成為產業界的新寵兒,單是與人工智慧相關的軟硬體產業,年銷售額就超過四億美元,在工業界上的應用發展更為驚人,從迪吉多電腦、通用汽車、杜邦到波音公司,都開發了應用於特定領域且能大量增加產能及效率的專家系統,其中具實用性的專家系統已有許多成功的應用。

簡單來說,一個專家系統由充滿規則的知識庫和推論程式所組成,當系統被賦予某一領域的專家知識時,也就是填鴨式的「人工規則庫」完備了,便會像模仿人類專家般去計算及求解問題,並提供最適當的答案,這在當時確實是相當聰明的工具了。但是所有的電腦科學家心中都明白一件事,那就是當規則變得複雜,或是某些規則之間可能會彼此衝突的時候,電腦求解出來的答案不一定是對的,就跟大家心照不宣填鴨式教學法的學習成果不佳是相同的道理。

這段期間人工智慧研究的突破包括電腦視覺、語音辨識、圖形識別以及類神經網路。一九八六年魯梅爾哈特教授(David Rumelhart)、辛頓教授(Geoffrey Hinton)、威廉斯教授(Ronald Williams)等人提出倒傳遞演算法[6]的有效性,足以解決三十年前單純感知器無法處理的互

---

[6] 倒傳遞演算法或稱反向傳遞演算法(Backpropagation,縮寫為 BP)是一種以最佳化方法(如梯度下降法)求解近似解答的演算法,用來訓練類神經網路以便從已知樣本學習並預測未知樣本的常見方法。

斥或邏輯之困境。無奈此時大環境不利，隨著美蘇冷戰結束，國防預算以及部分大型研究計劃經費被大幅刪減。加上第五代電腦計劃[7]的失敗，導致人工智慧的研發受到了不小的挫折，再加上當時電腦的計算能力有限，像是為了解決演算法產生的梯度消失問題[8]，但在實際計算上力有未逮，產生了收斂困難的問題，導致理論與現實間差異的鴻溝，於是風潮漸漸消退，進入了人工智慧的盤整期。

AI 阿法狗（AlphaGo）戰勝人類—第三波人工智慧風潮

第三波人工智慧的風潮開始於一九九〇年代後期，此時電腦計算性能大幅提升。透過辛頓教授等人孜孜不倦的研究，嘗試使用多層的深層類神經網路，解決前述的演算法問題。加上一九九〇年代美國國防部花了二十幾年的研究經費，持續支持人工智慧研究，意外的應用於實際戰場上──在波斯灣戰爭與伊拉克戰爭中，美國空軍戰機所使用的各式智慧型導彈系統、發射與追蹤系統，及大型後勤支援與補給之管理系統，無一不是人工智慧相關研究的成果。

接著在二〇一二年一場國際影像辨識競賽會議中，辛頓教授的團隊應用的深層類神經網路，辨識準確率遙遙領先其他團隊；當然這也就是現在我們熟知的深度學習，後來此概念發展應用在各式的影像分析、自

---

[7] 第五代電腦計劃是日本通商產業省於一九八二年啟動的一個雄心勃勃大型國家電腦研發計劃，其目的為開發一部劃時代的電腦，利用大量平行計算，使它擁有如超級電腦的運算效能和可用的人工智慧能力。至於名字中的「第五代」用於指明它將會是自真空管算起、經歷電晶體、IC 等世代，具劃時代意義的電腦。

[8] 梯度消失問題是一種機器學習中的難題，出現在以梯度下降法實現於倒傳遞訓練神經網路的時候。例如在每次訓練的疊代中，網路權重的更新值與誤差函數的偏導數成比例，然而在某些情況下，梯度值會幾乎消失，使得權重無法得到有效更新，甚至神經網路可能完全無法繼續訓練。

然語言處理、自動翻譯及機器人學習上。

　　推陳出新的技術可想而知仍難免充滿了隱憂，當 AI 決策過程無法以最直觀的透明方式來解讀的話，這個決策黑箱就是最顯而易見的問題，當然也加深了一般人對人工智慧的疑慮。另一方面是設計 AI 模型之目標過於單一的缺點，例如若系統被設計成只能辨識出「行人與公路」的不同，當然就無法保證能擴展到多重目標辨識的模型上，像是能分別辨識「行人、汽車、安全島、公路」等，所以迄今辨識問題的侷限性仍然是一個疑問。

　　但機器學習的潛力確實不容小覷，早在第二波人工智慧風潮時，深藍電腦的人工智慧已經足以與世界西洋棋棋王卡斯巴羅夫匹敵；在二十

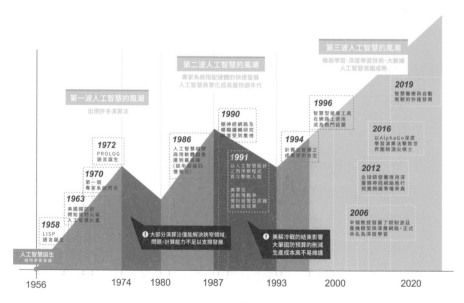

圖一　人工智慧發展之緣起與歷史

年後的二〇一六年六月由 Google 旗下的英國 DeepMind 子公司，開發出阿法狗（AlphaGo）深度學習演算法計算核心，自動訓練出聰明推論機制與電腦圍棋程式，在標準的 19×19 棋盤中，擊敗號稱數十年內不可能被電腦超越的世界頂尖圍棋棋士李世乭。此歷史性的一刻不僅讓全球數億人以 YouTube 的視訊進行直播觀看，視為人類與 AI 的世紀對決，同時也被聞名世界的《科學》（Science）雜誌推薦為該年度最偉大的一項科學突破，也說明了今天我們與世人共同見證了第三波人工智慧風潮的威力。

人工智慧 vs. 人類智慧

嚴格說來上述 AI 的發展，與其說是「人工智慧」，不如說是「聰明的知識庫」來得更加貼切，距離真正的「智慧」還有一段很大的差距要克服。簡言之，若 AI 只能根據現有的資料去做可預期的動作，那就僅僅是一部具有學習能力的電腦而已；能夠自主的、隨性而發、靈活應對，才稱得上擁有如同人類一樣的智慧。

舉個例子來說明人類的智慧在哪裡，一位有數十年經驗的零售業或賣場經理，能夠憑藉過去的經驗，來預測消費者對新商品的需求，並且掌握商品販售後的補貨量與在通路上的實際販售數字，再搭配零售商實際的銷售狀況，和通路商的庫存動向，進而做出像專家一樣的直覺式決策，這才是人工智慧欲達成的終極目標。

此外，若面臨某些突如其來的外部因素、大環境的改變或競爭對手瞬間推出相似類型的新商品，這時便是考驗專家的價值之所在，無庸置

疑此時便需要「人類專家」出馬，解決 AI 最不擅長處理的突發事件。簡單說就是人工智慧在複製人類具有一致性的決策行為方面表現非常出色，也引起了社會大眾的關注與掌聲，但在面對全然未知的情況，或全新的情境時，人工智慧做出的反應可能會令人相當失望。

當然，人工智慧系統可以不斷學習。經由良善的學習，有人預測 AI 在未來可能逐漸會出現凌駕於人類專家之上的跡象，現在我們熟知的各種行業，早就開始採用 AI 來完成許多繁瑣且不需具備複雜專業知識的作業程序，或取代一些固定模式的工作，並進行更專業的分工。例如大量自動化的生產過程，像汽車裝配廠的自動組裝、搬動或是定位零件等；或透過大數據分析，將結果運用於企業的經營與管理；又例如 AI 線上客服能將過去客服人員與客戶對答的內容為基礎，分析並即時上網搜尋資訊，以隨時提供適切的答案給客戶。

讓 AI 從大數據當中，學習人們做決定時的端倪，更快速的推算出預測結果，進而讓人類專家有空餘的時間來擬定各種商品的販售策略，應該是折衷的方案。未來有創造力的 AI 應該可以做到更專業的工作，例如預估各種商品未來一年需求、分析客戶的喜好進而做到精準行銷、依據個人不同的喜好來設定結局而拍出來的電影、自動寫出來的文章或是報導，未來甚至能在醫學上輔助臨床醫師進行診斷，或推薦精準的癌症治療方式等皆是。

挑戰更嚴苛的使用場景──醫療場域

根據麥肯錫公司二〇一九年最新的研究報告顯示：人工智慧強化了

一般製造業之效能，也進而降低生產與維護之成本，但這樣的模式是否可能應用在成本日益高漲的醫療業之轉型？答案是可能的。唯一的差別是前者要求的是全面的自動化以提升產能，後者要求的是精準預測或預警而非自動化。因為醫療產業上的專業分工或資料蒐集，與製造業有很大的不同。也就是說，前者期待的是透過人工智慧取代專家，進而降低生產成本；後者期待的是醫療專家與人工智慧協力工作，提升效能與精確度。

雖然人工智慧在各個商業領域上過關斬將，屢有斬獲，卻可能在醫療領域上受到不小的挑戰。因為醫療場域的錯誤容忍度相較其他領域來得低，例如在醫療紀錄當中，不可勝數的否定字眼（像是以英文撰寫的病歷中 anti-, non-, ab-, over- 等用字），本身就是電腦在自然語言處理上的一大挑戰。若是人工智慧沒有辦法真正理解醫師在病歷紀錄上的語意，只是運用統計的方式猜測語句的含意，將可能在分析的過程當中，誤讀了語意轉折，得出完全相反的結論。或是在醫學影像判讀上，期待能夠分辨出惡性黑色素瘤和普通的痣時，因拍攝影像之部位角度或是光源的因素，導致 AI 可能做出在一般皮膚科醫師或專家不會做出的誤判。

人工智慧若運用於臨床醫學，上述這些錯誤將可能對病人造成嚴重或安全上的危害，這在醫療場域是致命性的問題。連大名鼎鼎的 IBM 華生也在協助醫療決策的領域上顯現出盲點，無法在臨床上有實質的突破，就是一個典型的例子。

醫療領域也許是人工智慧的最後戰場，儘管如此大家仍非常期待它未來的發展，希望有朝一日能得到醫療界心悅誠服的認可。

3　AI 的大航海時代來臨了

　　當年的大航海時代，擁有了羅盤、航海術與一條船，就意味著有發現一塊地球上全新領土的機會，而現代百家爭鳴的「AI 大航海時代」，台灣的產業機會在哪裡？

　　二○一八年四月春寒料峭的紐約清晨，一早街頭就起了一陣騷動，紐約時報頭條報導：舊金山一家 AI 非營利研究機構 OpenAI 支付年薪一百九十萬美元（約新台幣六千萬元），給該機構年約三十歲的 AI 工程師兼研發主管伊里亞‧蘇茨克維（Ilya Sutskever）[9]。

　　其實在注重隱私的美國，平時不會輕易揭露個人的薪資，不巧當時正值美國公司以及個人的報稅季節，申報的稅單就被眼尖的記者搜索發現了。伊里亞‧蘇茨克維的薪資相對許多紐約的金融行業，甚至是矽谷當紅的新創公司，都屬於非常高的薪水，難怪這個新聞不僅震撼了美國東西兩岸的高科技業，也宣告了人工智慧專家已成為新創公司眼中當紅炸子雞的明確指標。

---

[9] 資料來源 https://www.nytimes.com/2018/04/19/technology/artificial-intelligence-salaries-openai.html

產業 AI 化才是王道

不僅人工智慧已成為驅動高科技公司獲利的主要技術，AI 產業的浪潮已然來襲，唯獨這方面的專家始終不足。全球所有人才市場調查報告都指出 AI 產業缺乏大量的人才。國內四個主要大學在政府的支持下，規劃用最短的時間培養充足的 AI 工程師，以紮實的軟體與演算法訓練融入傳統或新的產業應用，來回應產業界殷切的人才需求，利用 AI 產業的轉機邁向樞紐經濟。

十五世紀的「大航海時代」，在成熟的航海技術支持下，各國的船隊航行於海洋探索新航線，當時未能搭上這一波浪潮探索世界的國家，在接下來數個世紀中皆成為歷史上失落的國家。此刻台灣正在發展「AI 小國大戰略」上，應有關鍵性的啟發。

早在一九六〇年代 AI 的可行性便被確立，唯獨缺乏計算能力與充足的資料；簡單地說電腦科學家先模擬人類的思考過程之步驟，接著設計電腦程式來模擬相同之過程與步驟，如此一來人工智慧似乎就提供了一套簡單的方法來實現以電腦做決策。接下來的二十年之間又發展出利用少量已知答案的樣本，透過演算法[10]的方式自動學習（又稱作「機器學習」[11]），可以預測未知的樣本，近似地模擬人類的決策。透過這些

---

[10] 在數學和電腦科學中，實現任何一系列定義清楚的可計算步驟或是指令，都稱為演算法。常用於計算、資料處理或自動推理；演算法能從一個初始狀態或輸入開始，經過一系列清晰定義的狀態最終產生輸出，並停止於一個終止狀態。例如計算兩個數字的最大公約數，就可以設計一個演算法讓電腦瞬間計算完成。

[11] 機器學習之理論主要來自於設計和分析一些讓電腦可以自動「學習」的演算法。而機器學習演算法是從資料中自動分析獲得規律，並利用規律對未知資料進行預測的演算法。例如機器學習已廣泛被應用於如搜尋引擎、醫學診斷、股票市場分析和機器人等領域。

不斷向上累積的機器學習技術，奠定了今日 AI 的基礎。

　　這些聰明的判斷與決策技術，雖然很難達到像好萊塢電影中演繹的，擁有真正的情感、意識和自我認知的狀態，但就挾帶多年以來累積各行各業大數據資料庫的 AI 技術來說，解決目前產業界無法突破的瓶頸，已綽綽有餘。就像當年的大航海時代，當你擁有了羅盤、航海術與一條船，就意味著你可能擁有發現一塊地球上全新領土的機會。

服務業

　　首先以服務業為例來說明，服務業是一種可輕易延伸成數十種共享經濟模式（例如交通共享經濟、餐飲共享經濟、宅經濟等），以及擴展為數百種以 AI 導入實現資料經濟生態系（例如汽車共乘、美食與餐飲外送平台、網購平台遞送到家等）的產業。

　　舉例來說，優步（Uber）或來福車（Lyft）是現在最熱門的交通共享經濟模式，透過 AI 的演算法，能在短時間內實現便利的呼叫搭乘服務。當中充滿了使用 AI 技術來突破的創新點子，目的是讓人輕觸螢幕或手機按鈕，便能實現搭乘服務，透過軟體技術及聰明的演算法，很快地在世界各地超過六百個城市交通運輸上以破壞式創新佔有一席之地。

　　簡言之，透過 AI 計算配對各個分散的乘客地點，突破人與空間的多重限制，進而以最佳化的方式推薦附近道路上的汽車駕駛（請留意，是「人」而不是車），給想要乘車到某一個特定地點的乘客，然後經由乘客的選擇與確認就成交了。短短數秒鐘內便解決了一個運輸需求。乘客經由預設信用卡付款，也解決了攜帶現金與駕駛收取現金的風險，事

後乘客與駕駛可以透過評價，讓公司知道彼此的滿意程度。利用一連串的 AI 軟體技術，串起了「人與人」的社群網路。同時進行優良駕駛的票選，透過推薦乘客或推薦駕駛給公司還能獲得現金獎勵，並在官方網站上介紹客戶推薦之合作駕駛，帶來尊榮感。最後產生企業版的叫車或是不同汽車等級的服務等進行行銷，徹底顛覆了過去計程車所能提供的單向式服務，以複合式的商業模型，滿足所有可能的運輸需求。背後支撐的 AI 技術全是簡單的數學模型，再搭配演算法便可以輕易實現。

筆者以不久前在美國舊金山灣區搭乘優步的經驗，來說明這一種類型的共享經濟，其實已經演化成為多個複雜的資料生態系統；例如從過去一個人搭車進展到提倡多人共乘的觀念，還可以選擇一般式在家門口等車之共乘或多走幾步到會面點搭共乘車（類似公共汽車），兩者價格完全不同。以價格為誘因，運用演算法配合電子地圖，計算出需要步行多遠，鼓勵乘客只要步行一段距離，就可以和另外一組人共同搭乘，比在車子到自家門口接送更便宜。計價的方式完全依據電腦計算目的地之距離、等待時間、多少人搭乘及在到達目的地前要停多少站來決定。優步成功之處在於視駕駛與乘客為夥伴關係，利用 AI 技術推薦多種選擇，最後讓乘客自己做決定。

更有趣的是導入了分散乘車的時間概念，因此清晨與離峰時間車資相當便宜，根據筆者的經驗，例如白天上班時間我在矽谷的二家科技公司之間多次往返，單程約二‧五公里，預測到達時間非常精準，且不過四‧三美元，與過去預約昂貴的計程車，常姍姍來遲，然後乘客不太情願地給小費，幾乎不可同日而語。搭乘幾次後發現，深夜與我共乘的女

性乘客，早在到達目的地前就放心的呼呼大睡了，駕駛會在抵達目的地時叫醒乘客，並且善意提醒手機不要掉在車上。當然在與他人共乘時，也可能發生上路電腦計算後，推薦司機順路會有新乘客要搭乘，其他乘客也就會心一笑，一方面增加司機的收入，一方面盡量不影響到抵達目的地時間。優步刻意把餅做得更大，然後透過電腦計算來平衡或動態降低車資，這就是前面提到的導入 AI 技術，實現簡單但是有創意的數百種應用之一。

金融業

　　第二個產業是金融業，目前遍地的 AI 機器人理專，已逐漸被民眾接受而滲入金融領域。金融科技結合網路平民化的趨勢產生「電子金融」，衝擊了銀行生態以及各國財政部門。中國因為經濟成長迅速，躍上了國際金融科技大國的位子；美國因為傳統金融活動熱絡，所以早已透過新創公司，將矽谷的 AI 軟體技術直接前進華爾街金融界。不過金融服務領域涉及政府金融管理法規，而傳統金融業受到新技術衝擊，以致臨櫃需求降低，可以看出一般銀行人力縮編，轉而由 AI 科技取代的基本趨勢不會改變，包括電商的線上支付、社群網路數據分析之個人徵信、專門提供給年輕人的分期購物微型貸款、大數據風險管控、網路財務保險、網路信用評分與線上借貸等。但各國對於個資保護的法規嚴謹程度不盡相同，加上歐盟最近祭出的一般資料保護規範（GDPR）政策，以致在歐美國家的金融科技雖然活絡，但擴張相較於中國難上許多。

製造業

最後是製造業，國內製造業經由數波對抗大陸廉價製造以及紅色供應鏈的衝擊，大幅度體質改造基本上完成了，透過供應鏈整合，度過傳產業風險期。然而全球智慧製造（或稱工業 4.0）的風潮已全面風行，無論是國際享譽盛名的中型企業，或許多撐起臺灣經濟重要支柱的 MIT（台灣製造）隱形冠軍產業，面對全球大環境瞬息萬變的趨勢，紛紛運用虛實整合系統技術，導入雲端技術、大數據、物聯網、智慧機器人等AI 技術，邁向智慧製造之列。例如經濟部編列經費，補助業者導入數位化生產，協助中小企業導入智慧製造生產，就是小國科技戰略的核心價值。

然而歐美人力成本高的國家，也不遑多讓，依然憧憬著讓傳統製造業轉型為工業 4.0，所以美國舊金山以及矽谷一帶的 AI 新創公司，在創投公司的領路下，不到兩年的時間，由謹慎評估到擁抱 AI 產業，口號是：「AI 產業化＋產業 AI 化」。他們認為 AI 接地氣就能成功，在主流創投資金的協助下，這半年如雨後春筍般地成立了新創公司辦公室；像五百年前「大航海時代」來臨時一般，一位探險家擁有一條船了，爭相協助將傳統產業 AI 化。這些年輕的公司資本額不高，但對於將美國傳產業 AI 化信心滿滿，像是史丹佛大學吳恩達教授從中國百度公司辭職後，在舊金山灣區成立的 Deeplearning.AI 以及 Landing.AI 公司，以及像是 Sight Machine、Noodle.AI 這幾家公司，創辦人都曾經在跨國公司像是 GE 或是 IBM 製造業工作多年，現在則全方位投入以 AI 改造美國傳統產業的行列。

也許要將傳統製造業 AI 化，不如服務業或金融業容易上手，但筆者經過與這幾間公司交流的經驗，樂觀的情況似乎寫在他們的臉上，以勢在必得之姿在各種製造業上卡位。以某一家 AI 公司輔導位於阿肯薩斯州，營收額十三億美金的 BRS 鋼鐵公司為例，一舉將該公司提升為號稱全世界第一家智慧型鋼鐵製造公司；包括市場與物流行銷管理、製程及性能最佳化、能源管理及工程部門之 AI 自動化等，目的在設計全面 AI 化之工作場景，也協助傳產業將機台導入設備聯網，以機器人與智慧機台及其他廠務設備整合，運用機聯網讓設備間互相搭配及協作，透過數據蒐集及監控系統，進行例如資訊監視、異常工作警報、設備維管、昂貴機組壽命管理等。同時結合既有之企業資源規劃系統（ERP）進行資源規劃；在產品資料管理系統上，以先進製程控制軟體，讓生產指令、物料資訊、生產資訊、設備資訊同步，進行數據分析透明與 AI 化，並把過去依賴人工作業的流程，轉換成自動化生產管理，即時線上追蹤生產狀況。這也難怪我在訪問 BRS 鋼鐵公司時，他們形容自己的煉鋼爐以及重型設備，好像一台 AI 自駕車，轉型後上路第一天是無法自行導航的，但經過多次學習後，AI 演算法會自動協助員工處理製程上的最佳決策。

理論上也許 AI 模型永遠無法取代那些經驗老到且靠「類比頭腦」做決策的資深員工，但從各行各業鋪天蓋地使用 AI 技術進行自動化或最佳化工作的趨勢來看，這一次 AI 的大航海時代似乎真的來臨了。各項 AI 技術成熟度猶如握於手上的現代化羅盤與航海術都到位了，國內產業是否也已經準備好正面迎擊 AI 時代的浪潮？

4　FAAMG 的智慧醫療產業夢

資訊科技正在快速席捲各業界，醫療產業當然也不例外，世界五大科技公司「FAAMG」競相投入智慧醫療產業，加入未來將會產生巨大經濟效益的健康照護與醫療競賽，而台灣揚名世界的「電子五哥」又該如何因應？

　　在台灣有個說法：過去三十年最會讀書的聰明人都去當醫生了，創造了我們世界級的醫療水準；然而過去另一群聰明人是學電機與資訊科技的人，用了三十年的時間，把台灣製造的資訊產品建立成一個個品牌，推向世界舞台；如果這兩群人能夠結合起來，未來台灣的智慧醫療產業將能推升到一個前所未有的高度。

醫療產業「數位化」與「AI 化」

　　資訊科技正在快速重塑每一個企業、機構、組織與服務，當然不例外地人工智慧也正在翻轉醫療；從簡單的基因檢測到電腦輔助自動腫瘤偵測等應用，許多足以影響醫療服務的關鍵因素都囊括在內。在想像中全自動化醫療診斷服務一度被認為是遙不可及的夢想，現在已經如觸手可及般的存在了。不僅如此，實現人工智慧的各項資訊科技之軟體技

術，也正在加速發展及逐漸成熟中；例如開發一個能讓數十萬人同時使用的平台或是手機 App，已經越來越容易，甚至擁有超大量如兆位元組（TeraBytes）的資料處理能力以及儲存資料量，也變得不再困難。

醫療產業過去一直是一個專業度很足，且垂直技術很深的產業，一般傳統產業幾乎無從切入。然而全球科技大廠早已察覺，人工智慧應用在醫療產業的時機已來臨了；二○一九年底哈佛商業評論（HBR）預估未來十年，人工智慧將為全球經濟增加十兆美元以上的價值，其中最重要的產業別就是「健康照護與醫療」，相當於二○一九年全球市值百大企業排名第一的美國微軟公司的十倍以上。

過去全球前十大市值企業，一直由科技業主導，其中人稱「科技五巨頭FAAMG」的臉書（Facebook）、蘋果（Apple）、亞馬遜（Amazon）、微軟（Microsoft）、谷歌（Google 母公司 Alphabet）早已悄悄啟動 AI 醫療科技計劃；這五大科技公司不僅競相投入智慧醫療產業，驅動全新的智慧醫療，引導之產業鏈順勢而生，加入全球健康照護與醫療競賽。

至於國內電子產業當中，過去全球高度依賴 PC 生產，而揚名世界的「電子五哥」（廣達、鴻海、華碩、仁寶、明基），一路走來歷經了後 PC 時代，此刻正好搭上 AI 與醫療科技向前奔馳的順風車。不管是整合既有技術、發展自有品牌之醫療商品，或與醫院密切合作，延伸至智慧醫院之殷切需求，透過資訊轉型並磨練在醫療場域之實戰經驗後，找到自己的商業模式，皆已為台灣未來發展智慧醫療與智慧醫院，投注極為良好的正面能量。

全球五大科技公司將帶領消費者進入未來智慧醫療服務

　　人工智慧再度崛起與成功落地，驅使科技大廠紛紛跨足醫療業，以消費者為中心的生態系因而成形，全新的智慧醫療產業鏈誕生，也因科技五巨頭領頭加入競賽，使醫療業翻天覆地，醫療產業已正式進入 AI 時代了！

蘋果公司 Apple

　　蘋果公司是以軟體加硬體最早進入醫療領域插旗的科技公司，從收購最大的醫療個資平台 Gliimpse 開始，結合智慧手錶以及自家設計的 App 軟體 CareKit 與 ResearchKit，目的就包括了醫療、照護、與個人醫療資訊。早期成功專案包括研究帕金森氏症、自閉症，後來加入分析睡眠習慣與糖尿病、心臟病、肥胖症、慢性阻塞性肺病、憂鬱症等病症之間的關聯性。稍後也宣布與 Health Gorilla 公司合作取得臨床級的健康醫療和診斷數據，以及聯手血糖監測廠商 Dexcom，藉此擴大已有廣大群眾使用的 iPhone 智慧型手機服務範圍，當然是劍指智慧醫療了。

　　醫療界長久以來認為電子病歷資料缺乏彼此資料之共通性以及資料本身之結構性，在實用性上為人詬病；例如所有的人都知道，當你旅行世界各國時，甚至在東南亞或是其他開發中國家，掏出隨身的信用卡，就可以當下立刻消費，然而你過去的電子病歷，卻仍然沒有辦法在像美國這樣的先進國家，當緊急就醫看診時立即直接閱讀。但 Apple 公司兩年前主動加入電子病歷交換標準開放推廣計劃（Argonaut Project），支

持由醫療界依 HL7 健康資訊交換標準協定所發起的開放式標準；此舉確實讓業者體認到智慧醫療的成敗，是取決於如何串聯起不同結構格式之醫療資料，最後一哩路在此。該公司甚至宣稱在二〇一七年就已經取得了數項關鍵性的美國專利，像是比較具有代表性的「以手持式裝置計算健康加值資料之方法」，其以智慧型手機、手錶整合 App 軟體，進軍醫療產業之野心顯而易見（詳參本書第二、三、四、六、七章）。

臉書 Facebook

　　年輕的臉書創辦人祖克柏早在二〇一五年就以他們夫婦的姓氏設立基金會，計劃未來十年將投資三十億美元，資助全球的科學家研究疾病治療。第一個專案投入六億美元建立 Biohub 研究中心，將加州大學柏克萊和舊金山分校、史丹佛大學的菁英科學家和工程師聚合在一起，共同研發預防、治療及管理疾病的工具，並大力贊助「人類細胞圖譜」計劃；讓科學家與人們可以更快了解自己身體上的細胞，達到進一步防治疾病的效果，顯然他們相當看好基因治療與自家醫療媒體服務未來的市場需求。

　　雖然在臉書上早已有數以百萬計的臉友們，每天活躍地在社群媒體群組分享或討論特定病患症狀，但有鑒於幾年前個資被不當使用之後，該公司保守地宣稱尚未規劃將這些討論內容加值成為市場上的商品。不過和臉書相似性質的社群媒體 Instagram 也被哈佛大學研究團隊拿來和臉書比較，證明可以用 AI 演算法，透過社群分享的照片與留言來預測患有憂鬱症傾向的使用者，臉書稍後也表達有意將類似的技術應用於早

期篩檢與偵測精神類疾病（詳參本書第二、五、六、九章）。

亞馬遜 Amazon

亞馬遜切入醫療照護產業的角度，與其他科技公司截然不同，該公司過往擁有二十五年來消費者完整網購紀錄，當然包括個人在改善健康或是臨床上需求之商品；加上個人化之使用者體驗設計，以及透明化之價格選擇，提供以針對會員所需要之健康照護產品銷售為其目標。此外，自家提供雲端服務的 AWS 更不遑多讓，已經在跟 Microsoft 和 Google 搶奪醫療產業和醫藥公司亟需的雲端計算服務的訂單了。兩年前亞馬遜成立了一個專注於網路醫療技術的實驗室，並將其命名為「1492」，取自哥倫布發現新大陸那一年；團隊目前正在尋找從現有已去識別化的電子病歷系統中，獲取結構化資訊並進一步加值在其他資料庫的方法；如果能成功，亞馬遜就可以將這些醫療知識更方便地提供給消費者及專科醫師了。

同時亞馬遜與摩根大通集團（J.P. Morgan）以及波克夏‧海瑟威公司（Berkshire Hathaway）在二〇一九年第一季終於共同合資成立了一家以專注於健康照護商品的非營利新公司「Haven」，新公司宣稱將擁有如亞馬遜提供給消費者的美好購物經驗，以提供透明價格及高品質之健康照護商品為目標，並包含了各式處方醫藥商品及合理價格之治療，未來是否能在醫療與健康照護商品上，另闢網路虛擬店面的藍海，則有待觀察了（詳參本書第二、三章）。

微軟 Microsoft

微軟早期在智慧醫療的規劃上，以位於英國的劍橋研究實驗室整合生物學家、電腦科學家和工程師，致力於用電腦計算解決癌症問題來試水溫；後來在 Hanover 計劃中，利用人工智慧軟體讀懂每年發表的醫學專業論文，幫助醫生預測哪些藥物對治療癌症患者最有效，期望達到幫助治療癌症的目的，均略有成果。目前該研究室也仍致力於醫療資訊系統、免疫系統、醫療影像、與精神疾病照護之相關研究。

後來微軟研究院（MSR）主打利用人工智慧提升醫療照護品質，並發起了 Healthcare NExT 計劃，希望能找出治療致命疾病例如癌症的新方法。其中 Microsoft Genomics 服務，透過基因資料處理，幫助醫學研究者發明精準治療癌症等疾病的藥物。例如經過分析患者的健康和腫瘤細胞組織，並參考其他患者的醫療資料，醫師從中能選擇最有效的治療方案。二〇一八年微軟和印度一家醫院合作，聯手設計新的機器學習演算法，用於預測心臟疾病的風險，並協助當地醫生迅速找到相關治療方法，相當有成效。此外瑞士大藥廠 Novartis 在二〇一九年十月也宣稱將與微軟公司在人工智慧及醫藥上有更具體的合作，雙方目前的共識是在個人化用藥的議題上，設計聚焦於眼部退化病變之創新基因療法（詳參本書第二、三、四、八章）。

谷歌 Google

早期被 Google 支持的新創 Flatiron 公司，多年來從電子病歷當中，結合病理檢驗資料，分析出對於癌症病患及其治療有意義的預測，對於

腫瘤科醫師有相當大的幫助。後來很快的就被 Roche 大藥廠併購，當然看上的就是該公司能夠以全資訊化的方式自動分析 FDA 所暢議的真實世界資料（RWD），再加上已整理好的臨床級藥物測試結果。另一家 Verily 公司是從 Google 當年執行最特別任務的實驗室（X Lab）分出去的新創公司，致力於開發特殊之工具軟體，收集匯整各式各樣的健康資料，且宣稱能做到疾病的預防及管理，過去曾經與國際級藥廠例如嬌生、葛蘭素史克、賽諾菲合作，成立疾病療法之研發公司，開發糖尿病診療軟硬體設備，可惜此設備在美國 FDA 規範之臨床測試中並不順利。最近該公司將心電圖相關技術應用在實際臨床上，記錄心臟活動資訊於智慧手錶裝置中，讓更多疾病研究數據可以透過手錶隨時隨地完成記錄。不過在二〇一九年的一項專利中，Verily 公司證明用機器學習演算法幫助病理學家成功地識別醫學影像中的癌細胞，算是替該公司在數位病理發展的關鍵場域上扳回了一城。

同時 Google 旗下的實驗室推出了一個雄才大略的新計劃，成立新公司 Cityblock Health，並將重點放在紐約市布魯克林區低收入人群身上，協助治療有資格獲得醫療補助計劃的低收入患者，預計為低收入市民提供廉價且更好的個人化醫療。當然 Google 公司這幾年也在電腦輔助醫療影像領域進行不少先導型研究，例如用 CT 影像來預測肺癌、用視網膜影像當作訓練資料、自動評估心腦血管疾病風險，皆令醫療產業界大感振奮。同時在二〇一九年九月，Google 與全美著名醫療機構 Mayo Clinic 間的異業新合作案，雙方簽署了為期十年的合約，這當然也宣示了 Google 致力於成為健康醫療產業資訊網路服務提供商的決心

（詳參本書第三、四、六、八章）。

　　這些世界級的科技公司，似乎早早就已經躍躍欲試地在醫療場域上佈局了，其目的就在挾其擁有大量客戶資料為基礎，延伸至最貼近個人健康與醫療的需求，並以實際的產品或服務切入；當然除了這五大科技公司，另一批數以百計，以舊金山及矽谷為基地的小型新創科技公司，也不遑多讓地在智慧醫療的議題上盡情發揮，這批新創公司，是徹底地由年紀在三十歲以下所謂的「數位原住民」領導一群更年輕的年輕人，很熱血式地以破壞式創新的概念在衝撞醫療這個傳統且壁壘分明的行業，加上資金充沛的創投公司，企圖聯手讓醫療產業徹底「數位化」與「AI 化」，以爭取有機會擔任領頭羊的地位。同時美國 FDA 也配合刻意在醫材軟體上降低了送審門檻，以便在未來可加速促進醫療 AI 軟體的發展。圖二（P.057）中列出到目前為止已經被美國 FDA 核可之數十種 AI 軟體與醫療演算法之一覽表。

台灣以「智慧醫院」的方式切入

　　至於在國內的醫療環境現實面下，本土電子科技大廠不易以其自有品牌開發成醫材產品或提供服務而投入醫療照護市場，期待以接地氣的方式先找尋有意願進行資訊轉型的醫院，以合作發展並導入「智慧醫院」為落地之訴求。至於找尋未來人工智慧應用在醫院場域之發展熱點，主題則可以先從在醫院中應用情境複雜度低、可用數據樣本量高、擴展到臨床價值性較大，以及風險因子較小的任務開始投入。

　　若以臨床醫學科部為例，應用於醫學影像上進行提早預警；應用於

急診室中之病患狀態即時顯示與病況輪廓呈現；應用於護理站病患管理與電腦輔助紀錄；以及應用於病理部門之數位病理中檢驗檢查資料標準化等實用面向之改善措施，應該都是含金量高，初期導入接受度高，且適合發展智慧醫療的主題方向。相對而言，一些灑狗血式的吸睛 AI 主題、在媒體上讓人驚呆了的預測、全自動 AI 臨床診斷，甚至宣稱可以協助預測整體醫院就診人數及趨勢預測，這些受限於應用情境過於複雜、具有代表性之樣本量不足或醫療法規的約束，則是還有待突破以及未來發展空間較大的應用場域。

從這些一幕接著一幕精彩的故事可以看到資訊科技與人工智慧正在快速地翻轉醫療，藉由 AI 轉型以實現結合醫療研究與醫療服務雙重任務之願景。一般人們可見到 AI 熱潮持續從日常生活滲透至醫療應用，而由目前 AI 技術的成熟程度，臨床醫師應清楚認知到兩件事實：一、醫師與 AI 合作，勝過醫師單打獨鬥；二、未來懂得使用 AI 的醫師，工作效率將遠遠超越不懂得使用 AI 的醫師。此外由醫療資訊搭載裝置技術之演進成熟度，即可看出由最基礎的傳統醫療資料庫開始，擴展到行動裝置，隨著資料進入雲端，有了安全的雲端資料庫支援後，即能擴及至各種連網之裝置中，不受時間、空間、看診地點之限制，能透過無所不在的雲端計算，同時實現以醫療研究支持醫療服務，如此一來就真的距離智慧醫療產業的美夢不遠了。

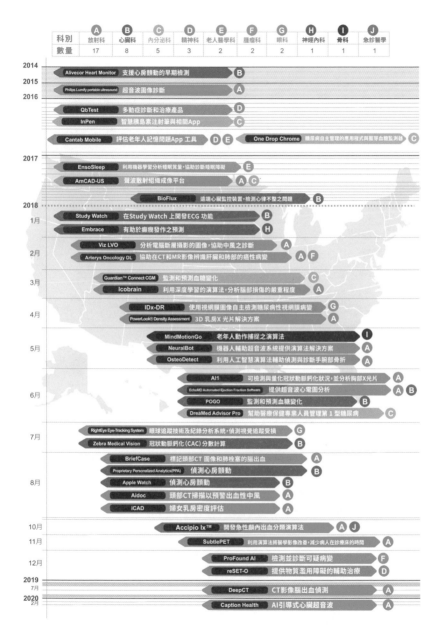

科別	Ⓐ 放射科	Ⓑ 心臟科	Ⓒ 內分泌科	Ⓓ 精神科	Ⓔ 老人醫學科	Ⓕ 腫瘤科	Ⓖ 眼科	Ⓗ 神經內科	Ⓘ 骨科	Ⓙ 急診醫學
數量	17	8	5	3	2	2	2	1	1	1

2014
- Alivecor Heart Monitor　支援心房顫動的早期檢測　Ⓑ

2015
- Philips Lumify portable ultrasound　超音波圖像診斷　Ⓐ

2016
- QbTest　多動症診斷和治療產品　Ⓓ
- InPen　智慧胰島素注射筆與相關App　Ⓒ
- Cantab Mobile　評估老年人記憶問題App 工具　ⒹⒺ
- One Drop Chrome　糖尿病自主管理的應用程式與藍芽血糖監測器　Ⓒ

2017
- EnsoSleep　利用機器學習分析睡眠資訊，協助診斷睡眠障礙　Ⓔ
- AmCAD-US　醫波散射組織成像平台　ⒶⒸ
- BioFlux　遠端心臟監控裝置，檢測心律不整之問題　Ⓑ

2018

1月
- Study Watch　在Study Watch 上開發ECG 功能　Ⓑ
- Embrace　有助於癲癇發作之預測　Ⓗ

2月
- Viz LVO　分析電腦斷層攝影的圖像，協助中風之診斷　Ⓐ
- Arterys Oncology DL　協助在CT和MR影像辨識肝臟和肺部的癌性病變　ⒶⒻ

3月
- Guardian™ Connect CGM　監測和預測血糖變化　Ⓒ
- Icobrain　利用深度學習的演算法，分析腦部損傷的嚴重程度　Ⓐ

4月
- IDx-DR　使用視網膜圖像自主檢測糖尿病性視網膜病變　Ⓖ
- PowerLook® Density Assessment　3D 乳房X 光片解決方案　Ⓐ

5月
- MindMotionGo　老年人動作捕捉之演算法　Ⓘ
- NeuralBot　機器人輔助超音波系統提供演算法解決方案　Ⓐ
- OsteoDetect　利用人工智慧演算法輔助偵測與診斷手腕部骨折　Ⓐ

6月
- AI1　可檢測與量化冠狀動脈鈣化狀況，並分析胸部X光片　Ⓐ
- EchoMD Automated Ejection Fraction Software　提供超音波心電圖分析　ⒶⒷ
- POGO　監測和預測血糖變化　Ⓑ
- DreaMed Advisor Pro　幫助醫療保健專業人員管理第 1 型糖尿病　Ⓒ

7月
- RightEye Eye-Tracking System　眼球追蹤技術及紀錄分析系統，偵測視覺追蹤受損　Ⓖ
- Zebra Medical Vision　冠狀動脈鈣化 (CAC) 分數計算　Ⓑ

8月
- BriefCase　標記頭部CT 圖像和肺栓塞的腦出血　Ⓐ
- Proprietary Personalized Analytics(PPA)　偵測心房顫動　Ⓑ
- Apple Watch　偵測心房顫動　Ⓑ
- Aidoc　頭部CT掃描以預警出血性中風　Ⓐ
- iCAD　婦女乳房密度評估　Ⓐ

10月
- Accipio Ix™　開發急性顱內出血分類演算法　ⒶⒿ

11月
- SubtlePET　利用演算法將醫學影像改善，減少病人在診療床的時間　Ⓐ

12月
- ProFound AI　檢測並診斷可疑病變　Ⓕ
- reSET-O　提供物質濫用障礙的輔助治療　Ⓓ

2019
7月
- DeepCT　CT影像腦出血偵測　Ⓐ

2020
2月
- Caption Health　AI引導式心臟超音波　Ⓐ

圖二　近年來已經被美國 FDA 核可之數十種 AI 軟體與醫療演算法一覽表

延伸閱讀 主題相關之新創公司及產品

Apple HomePod

Clara Labs

DigitalGenius

Google Nest Hub

x.ai

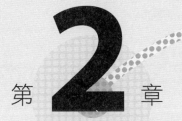

第 **2** 章

行動醫療
——健康資料管理與行動照護

這是有史以來，大家第一次發現臨床醫師們展現了極其開放且有意願的態度，來慎重考量病患用自己 DIY 的裝置蒐集到的健康資訊。

賽西・柯隆尼
英國 PwC 公司 健康研究院 首席科學主管

For the first time really we're discovering physicians are expressing much more openness and willingness to consider information about their patients coming from DIY devices.

Ceci Connolly
Leader of PwC's Health Research Institute

5 人人都是健康資料的製造者

日常生活中，我們時常留下體溫、生活型態、打卡等紀錄資料，這都可能成為我們健康資料的一部分，用來觀測健康狀態與生活型態，甚至預防疾病或達成「未病先知」。

　　在過去沒有網路且資訊流通不便的一九六○年代，認識新朋友或是拓展朋友圈，不是一件容易的事情。加上傳統觀念中，女性比較少出現在公共場合，所以認識異性又更加困難。但在這樣的時代背景下，有一個業餘媒人很早就進行著彷彿現代交友軟體的配對業務。在民風純樸的鹿港小鎮上，有間門庭若市的電影院，傳說單身的人，只要來到這間電影院看電影，往往就能遇到情投意合的對象，因此有不少年輕的單身男女都非常喜歡來此處看電影。這個傳說背後的祕密，就在這間電影院的老闆，也就是這位業餘媒人身上，每當有人獨自前來看電影，老闆在安排座位時，會先聊上兩句、刻意仔細評估、分析客人的特點，並按照他腦中所知的訊息，安排合適的人與他（她）坐在一起。這樣一來，孤單看電影的兩人很可能會因此相識，進而交往，於是電影院便有了這樣的傳聞。

　　像這樣用已知經驗來歸納客戶，之後選擇配對的方法，也就是資

料分析與資料探勘運作的原理。早期用人腦來處理，現在轉由電腦來進行，可以更快速地同時運算更大量的資料；而這一切分析的基礎，就是「資料」！

廣義的健康資訊

有句話說：「凡走過必留下痕跡。」現代社會的日常生活中，也許我們不常注意到，但我們時常留下許許多多的紀錄資料，例如：血壓、體溫、生活型態、打卡、病歷、疾病樣態等；這些紀錄都可能成為我們健康資料的一部分，用來觀測一個人的健康狀態與生活型態，亦可透過這些資訊，來調整個人生活型態，進而預防疾病。例如病歷資料也許比較容易想像，但除了病歷資料外，大家能想像到，未來我們每天在社群軟體上的打卡、發文，也可以經由分析來判斷個人的心理或生理狀態，變成一種個人健康資訊。到底廣義的健康資訊包含哪些呢？以下將一一介紹：

以醫療的觀點來看的話，病歷資料基本上是由提供醫療照護的專業醫護人員，於照護期間所做的紀錄。傳統上常區分為原始資料與次級資料，其中原始資料包含病患詳盡的病歷與健康紀錄，有大量的可識別資訊，也就是我們常說的個資；次級資料則是指基於特殊照護目的，或促進國民健康之公共衛生目標等因素，由衛生主管機關主動或同意進行登錄、摘錄出來的資料。

由於適當利用次級資料可以大幅提升病患照顧品質，或使醫療照護機構人員更了解特定疾病之樣態與趨勢，甚至個案定期追蹤。再加上大

部分資料屬於全國性的蒐集與分析居多，不包含可識別的病患紀錄，所以這類從原始資料加值過來的次級資料庫，往往在民眾心中具有較高知名度。例如國民健康署的癌症登記資料、統計處的死亡資料、健保署的健康存摺資料，及衛服部的全民健保資料庫等。

當然廣義的健康資料不單指電子病歷與醫療紀錄，其他在就醫過程中的健康問卷資料、保險給付資料、以及臨床試驗紀錄等也算在內。

個人一手製造的健康資料

除此之外，我們可以發現還有另外的三大類資料是因最近熱門的智慧醫療這個議題而產生的，事實上數量更為龐大。

第一類指的是個人生理資料，例如測量個人的血壓、心跳、血糖值、體溫、體重等；第二類指的是個人的健康資料，經由穿戴裝置、貼片、智慧手環、手錶、體適能機、健身房跑步機上之測量裝置，或是智慧型手機上之 App 所收集並傳遞的資料；第三類指的是更為即時及貼身的生理與心理資料，例如在臉書上的按讚，Instagram 上不同地點所撰寫的貼文或是打卡，未來甚至包含在自家智慧浴室中的小便斗、馬桶、鏡子、進出的紀錄以及收集到的各式資料；或是在智慧家電，如冰箱取用食物、飲料的歷史紀錄資料等。

有科學家曾經粗略估算，以上這些累計起來動不動以百萬位元組（Megabytes）或是十億位元組 （Gigabytes）來計的資料，到目前為止被經過仔細分析的部分，根本不到所有資料量的百分之五；而這三類的健康資料，在未來的智慧醫療上，只是冰山的一角，所以由個人製造出

來的健康資料，其實蘊含著無窮的價值。經過分析的資料，近則能改善生活習慣，也就是所謂的「生活型態醫學」，遠則可能有效提高新藥研發效率，可以改善臨床治療方法。這也暗示著，人工智慧在醫療上最大的價值之一，就是讓這些大量且無法以人類專家徹底分析的百分之九十五之資料，以 AI 演算法來發揮實用的價值。

　　以上三大類健康資料，不僅反應個人的生理、心理與情緒狀態，同時對於不同的資料提供者（或是患者）亦可能做出有意義的預警，例如銀髮長者夜間起床次數，由平穩趨於頻繁之現象，這類資料較不可能在就診時，與醫師對談的短短兩分鐘內清楚描述或推斷，因此其重要性自然不言而喻。

　　此外，以公共衛生的角度來看，針對不同年齡族群的民眾，提出更有效或是有針對性的衛教，以促進健康的觀念，也正在被社會大眾接受。傳統上，國民健康署推廣健康生活常以遠離十大死因、健康風險因子排行榜等口號，加上國人常見疾病之有效預防方式，在預防保健上的監測之宣導等作法為主。未來勢必需要建立新健康指標來加以比較，例如未來可能更側重於多年期或長期的活躍式健康老化民眾的監測資料，才更有意義，同時當收集來的健康資料能回饋至提供者個人身上，或使全體國民因此受惠，才有實質上的意義。

健康資料使社會大眾更了解自己生活習慣

　　同時在病歷電子化的推波助瀾下，越來越多的醫療資料庫被建置完成。例如在各大醫院有內部電子病歷或醫療資訊系統整理而成的臨床研

究資料庫；在全國方面，有衛福部以健保申報紀錄統整成的全民健保資料庫，還有主要蒐集國人基因序列的台灣人生物資料庫。加上近年政府也格外重視智慧醫療科技之發展，由科技部聯合數家大型醫學中心，推動以醫療影像專案計劃來建立 AI 醫療影像資料庫等。

當資料數量一直持續不斷的累積並增加的同時，可以看到從傳統以醫療為目的之臨床資訊，如電子病歷，到源自於穿戴式裝置或手機 App 收集更為個人化的健康資料；這些多方嫁接過來的資料集，以及可能從當中發掘出來的新預測，都重新定義了個人的健康狀態。

依據顧能（Gartner）公司報告指出，以過去三年來說，穿戴式裝置以及手機 App 所蒐集到的個人資料大約成長五倍，意味著過去所認定唯有電子病歷具有最明確敘述個人健康狀態，以及疾病之參考準則的事實，已經漸漸產生改變。傳統醫療側重於仰賴醫師所記載的電子病歷，這種觀念迄今仍然是主流的想法。因電子病歷與醫療就醫紀錄之記載方式較為明確且嚴謹，資訊來源較可靠，被大眾所信任。

時至今日，民眾轉而聚焦於具有大量科學式驗證，及源於醫療目的之紀錄，這樣的紀錄提供健康適能狀態，反而使社會大眾更有興趣去了解這些由自己身體所製造或是檢測出來，包含本身生活習性之資料，及其與個人健康的關聯。如此一來民眾對於個人健康的關心，特別是在需要做醫療決策的時候，將會有更深層的參與感，當然最關鍵的期待還是醫界那一句老話——如何讓病患活得更加健康且更加長壽（patients can be healthier for longer）。

如果未來個人健康資料的管理有適切的應用發展，我們將能達到

「未病先知」的理想狀態，在健康的天秤傾斜前，就能事先調整天秤中的砝碼，做出相應的策略，且這些健康資料可能會成為我們的另一個影分身，從此再也不需要在特定時空環境下才能就醫與進行治療。現在聽來也許彷若科幻電影的情節，但如果能克服其中的技術問題，未來個人健康管理將指日可待。

6　最懂你的健康管家

　　有企業預測未來將有百分之十的穿戴式裝置使用者因機器協助改變生活方式，延長平均六個月的壽命，這就是考慮到穿戴式裝置能夠即時預測性命危險的狀況並做出即時因應。

　　記憶數位化──人類很難擺脫「記得少、忘得多」的宿命。

　　一般人透過日記、書信、照片等了解歷史以及前人的生平。隨著科技發展，我們使用越來越即時的形式記錄生活點滴，例如 Facebook、Google 小工具、Instagram、YouTube、網誌、行車紀錄、活動紀錄、飲食日誌等來記錄每日生活。透過數位科技，便可記錄人一生中的所有點點滴滴，甚至可以輕易回溯多年前的回憶或值得懷念的每一個瞬間。未來這些被記錄下來的資料，將成為另一個虛擬的「我」，彷彿鏡子中倒影的自己，它不僅能被永遠保存，同時將存在後人的眼中，成為了解一個人的基礎資訊，如圖三（P.069）所示。

社群 App 幫你把關健康

　　根據市場統計 Line、Facebook、Instagram 是前三名目前最多國人使用的 App。現今的健康管理模式透過手機與線上 App，就可以把一個人

的活動紀錄及健康狀態，清楚且量化的呈現出來。可以想像未來的健康管理模式，將可以更清楚查看個人時時刻刻的健康，甚至於情緒狀態。

再搭配近期受到矚目的穿戴式裝置，除了可記錄個人活動、環境監控、健康管理及特殊目的應用，如記錄血壓或血氧等功能，甚至還可以隨時線上購物交易或是社群互動。研究發現這些社群互動和交易操作行為，可以反映一個人當下的情緒及心理活動變化，若能搭配生理健康的資料紀錄，便能彙整成為個人化的健康歷程，使個人的身心變化狀況，能透過資料即時展現。

現今越來越多的行動裝置或是手機，開發出更多協助記錄長期個人的健康資訊，包含生理資料（如體溫、心率）的量測，以及飲食（卡路里）和運動量的紀錄。這是一種不同於傳統式個人健康管理的新模式，傳統模式中個案描述狀況通常較為模糊（例如，好像、應該、很少、很多……），診間現場量測資訊亦有過於片面的問題。就醫時量測的資料，往往因時間匆促，受到就醫環境的局限，導致不夠全面性，使醫師或健康個案管理師無法掌握足夠資訊。因此數位記憶在電子化醫療上，確實對於個人健康管理有一定的必要性。透過這些健康資訊，了解自己在各種狀態下的行為或決策，是否得當。除了健康以外，也可以做為「追蹤」和「預測」之用，在病患與醫師討論病情時，能參考更精確的資料來協助診斷。

自主式健康管理

當一個人開始關注自己的健康時，會希望能更直觀地了解自身的健

康狀態，其實所謂的「自主」帶有自我決定的含意，「自主管理」的目的在於提升對於自我的責任感以及自信。若套用在健康領域，則為個人透過不斷地測量與自我評估的過程，達到督促自己主導強化個人健康和減少疾病的方式，進而提高生活品質，在歐美先進國家中，已經可以觀察到這樣的趨勢正在逐漸成形。

廣義而言，自主健康管理可以分成藥物管理（如遵從服藥指示）、症狀管理（如在家每天的自我測量）、生活方式管理（例如運動、休閒活動、飲食等）、社會支持（如家庭中或團體中其他成員之協助）等幾個面向。

想做到疾病預防或健康促進，兩者皆非常重視「鼓勵運動」和「注重飲食營養」。其中生活方式管理中的規律運動，已透過實驗證實可提升心血管功能、促進新陳代謝、內分泌和生理功能，另外個人與生心理有關之指標也值得注意，例如：體力狀況、心理疲勞度、心情穩定度、身體疲勞度、壓力緊張度、壓力累積程度、睡眠深淺程度等。

現代人越來越注重健康，相應的市場上也推出許多自主健康管理產品，供消費者選擇。讓消費者在忙碌的生活中，可以利用這些產品輕鬆了解自身的身體機能與運動狀況。目前市面上常見的自主健康管理產品中，除了一般可以在家量測的體溫、體重、計步器、卡路里計算器、血壓、血糖、血氧、心律變異及迷你心電圖機等生理資訊監測器等產品，也有與醫院、保全公司、照護業者多方合作的健康照護系統，具有多項生理監測產品功能；例如像是在使用者生理數值出現異常狀況時，提供照護的醫院或醫護人員在發現異常後能即刻通知保全公司到場察看，進

而由照護業者提供協助，能精準掌控黃金救援時刻。無論在實際個人健康促進或預防醫學之角度來看，皆具有實用之價值。

實際案例分享──個人自主健康管家

　　從現今健康趨勢上看來，要做到自主健康管理，首先需要使一般使用者重新了解個人自我的習性，也就是重新認識到「自己」的健康狀態。然後開始在專業人員的協助下建立好的生活習慣，如同有一位虛擬的個人教練隨時在旁，提供專業協助，讓使用者確實遵從專業的建議，改變生活習慣，並能在需要的時候，適時提供所需要的健康衛教知識。系統可以藉由手機之動作或行為辨識，自動建立日常生活行為清單，接著透

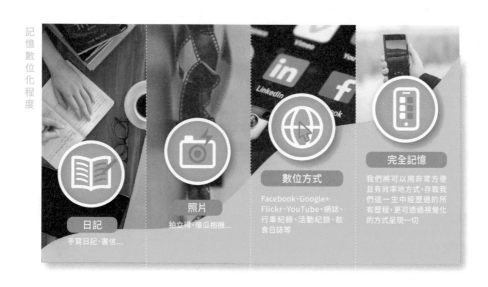

圖三　記憶數位化

過雲端服務系統分析日常生活行為清單後，自動產生即時的運動、飲食及社群活動之綜合建議。

這項設計同時可以讓使用者經由類似闖關的遊戲方式，來達成自己設定的目標。操作的方式是先由自主式健康平台將使用者多次使用的紀錄，累積日常生活之行為清單，而自動建立使用者之生活簡易日誌；同時利用關聯分析的技術，由健康平台上之個人資訊與相關紀錄中之主觀描述（亦即使用者生活簡易日誌）中，擷取出使用者在運動、用餐與社交活動需求之程度，再依據客觀辨識資料（如運動辨識、飲食紀錄）協助進行身體機能之量化評估，以便提供膳食、運動與社交活動之建議。例如筆者之團隊建立一個成功的 AI 推薦式健康管家，最後發展成能夠自動提醒運動之虛擬教練，以及經由呼朋引伴式的社群力量，提醒與鼓勵會員來運動，以提升自主管理成效，如圖四（P.073）所示。

至於在技術方面使用一種叫做「多重資訊決策」的方法，分析結合運動、用餐與社交活動需求，搭配個人身體機能與代謝公式，然後透過膳食與活動資料庫，進行建議清單的選擇，也就是以資訊科技與 AI 的方法導入符合 S.O.A.P（主觀、客觀、評估、計劃）式之自主健康照護模式。

像這類型的整合式健康管理，筆者把它稱為「勸誘式科技」，若要讓消費者願意接受和買單，並達到商業軟體的實際成效，應包括至少三個部分：

1. 從運動及飲食紀錄中擷取使用者熱量消耗與營養攝取狀態，並加

上電腦輔助評估系統

2. 以 AI 推論來建構個人化運動處方與膳食營養建議之自動配餐功能

3. 若以慢性疾病為例（如糖尿病患者），其飲食、運動、藥物與高血糖症狀發生之推估與控制成效評估

同時，流行的隨身體感裝置可以透過藍牙無線資料遞送，自動將人體活動（如計步或心率等）紀錄之感測資料計算並傳輸，讓隨身攜帶的手環與手錶等裝置，也都參與了個人健康資料的收集與記錄，讓使用者的運動紀錄與呈現皆為無縫隙傳遞。

當然未來的理想設計，可以符合目前正流行的 5G 應用──窄頻物聯網（NB-IoT）裝置之低耗電特性，以隨時推播自主健康管理資訊，例如消耗熱量及追蹤心律變異等運動計劃建議；如果要進一步考慮到市場行銷策略，也可以同時增進使用者黏著度，系統還能推播多樣式運動社群訊息，或激勵促進健康的行銷資訊。

在二○一八年顧能公司預測未來的健康模式報告中提到，在二○二一年前將有百分之十的使用者因使用穿戴式裝置改變生活方式，進而延長平均六個月的壽命。這個驚人的數字就是基於考慮到使用醫療用穿戴式裝置或腕帶，能夠即時預測性命危險的狀況，有助於及早因應。

另外也有臨床上的實驗證明使用智慧手錶和手環，可提早發現睡眠呼吸中止症，或是心律不整等狀況。當然，穿戴式裝置還能夠全天候偵測病患的生理與心理健康狀態，在必要時向病患以及醫護人員發出警

訊。此外還有廠商成功開發能夠提供診斷和治療服務的特殊應用程式，有助於辨識憂鬱症以及心理障礙，提供過動或是自閉症兒童之相關必要協助。

更有研究人員發現一個令人振奮的事實，即使只使用最基本的穿戴裝置，也可以有效改善健康狀況；關鍵點在於一般民眾使用了穿戴式裝置後，會主動且積極地調整自身的行為，形成了正向影響。不僅是使用者本身的活動量改變，同時也間接改善某些不良的生活習慣，故而能使正向效應加乘，達到更為正面的效果，這當然也是勸誘式科技成效的明證。

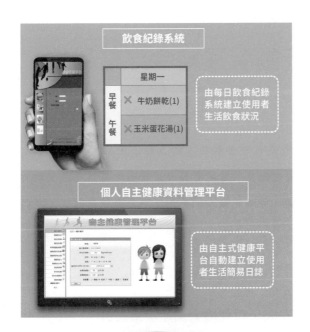

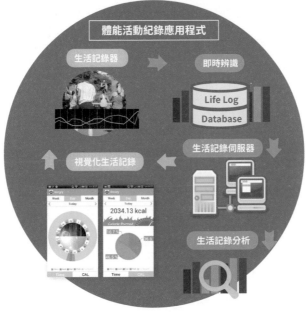

圖四　個人自主健康管家

7 行動裝置結合穿戴科技

仿間穿戴式裝置會收集人們各種不同的生理資訊，當需求越多時，得穿戴的裝置也越多，若能有整合式平台，將這些裝置的資訊結合，並提供適當的建議，勢必能讓人們更加了解自身健康狀況，並將系統價值最大化。

鄰居吳先生是一位保險公司超級業務員，三餐不規律，經常在外奔走洽公，某日突然覺得頭暈目眩，差點暈倒在馬路上。醫生說是因為長期營養不均衡、疲憊、加上缺乏運動造成，這才讓他察覺了身體發出的警訊，這時候有一位客戶跟他提起智慧手環的妙用……

穿戴式裝置如何運作？

其實「預防勝於治療」，大部分疾病的初期都有徵兆，而治療的難度往往取決於發現的時間點，現代人生活節奏緊湊、工作繁忙，對於身體發出的警訊很多時候無暇注意。隨著科技發展，人類平均壽命逐漸增長，如何活得健康並維持生活品質，開始成為人們關心的一大重點議題，穿戴式裝置便是為此而生，幫助忙碌的人們對身體進行日常的監測。

穿戴式裝置的種類很多，有眼鏡式、手錶式、穿著式、配戴式等，

目前主要仍以智慧型手錶及手環為主。智慧手環耗電量低、外觀小巧，主要以健康資訊蒐集為主，如檢測心率、睡眠品質、心跳數及血壓、記錄消耗卡路里、步行或跑步距離等，甚至還有其他附加功能如鬧鐘、時間、天氣、甚至內建悠遊卡晶片等。智慧手錶比起智慧手環，還兼具通話、照相、錄音、行動支付等多樣化功能，但因強調電池、面板及感測功能，價格通常也比較昂貴。吳先生自從開始使用智慧手環後，對自己每天的睡眠狀況有比較多的了解，也知道需要多少睡眠，身體才能得到足夠的休息。

　　讀者應該都很好奇，像這樣小小的裝置，是如何蒐集身體健康數值的？事實上心律、心跳數是運用光學感測器，大部分使用 LED 光源滲透進表淺的皮膚、組織和血管，而心臟跳動送出血液會造成血管壁變化，因此滲進的光源會有不同的反射量。加上經過不同功能而設計的演算法，自然可以監測疲勞壓力指數、心房顫動、血氧濃度、睡眠品質、或是卡路里消耗等資訊。

　　至於計步器、睡眠監測器等功能，一般運用三軸或四軸的重力感測裝置，透過向量轉換的方式將向量轉換為地心引力之方向，來還原運動軌跡，加上已知對佩戴者活動方式的基本樣態，來確認使用者正進行什麼動作，當然若搭配 GPS 晶片，就可以進一步計算移動距離等功能。例如佩戴手環來量測睡眠品質時，因人進入深層睡眠的時候，手腕活動會比較少；淺眠的時候相對有比較多翻身的動作，再加入上述量測心律的技術，會更加準確地了解睡眠的品質。

全面性的遠距健康照護

大眾總說運動有助於健康，但過度的運動對身體也會造成損害，究竟怎樣才是適度的運動，這因人而異，如何了解自己的標準在哪裡，透過穿戴式裝置也許能給我們一些資訊。

美國運動媒體報導在一九八五到一九九五年的短短十年之間，共有一百五十八名運動員猝死；究其原因，主要是在運動時心血管之損傷導致的死亡，佔總猝死人數的百分之七十四。二○一九年高姓藝人在大陸錄製節目的時候，不幸突然昏迷，現場實行十分鐘 CPR 急救，經送醫後仍宣告不治，最後被判定為「心源性猝死」，享年三十五歲，震驚演藝圈。加上近年台灣路跑活動非常風行，馬拉松猝死案例亦時有所聞。數年前也發生過，年僅四十二歲在補教界的離散數學黃姓名師，在籃球競賽時，突然倒地不起，緊急送醫後仍告不治，警方表示，醫院初步認定疑因心肌梗塞導致猝死。

一般觀念中，運動通常能為身體帶來活力與健康，究竟為何運動會導致猝死？運動時所需的血流量會比日常生活時旺盛，因此更容易發生供血不足或是血氧值瞬間降低的情況，一不小心可能就會造成無法挽回的結果，因此運動前後要小心評估，平常亦需要多了解自身健康狀況。

評估個人運動情況所需之完整生理資訊，通常需要醫院中才有的高階器材精準量測，並由醫護人員提供專業判斷，但因空間與時間的限制，不太可能在日常情況下隨時使用。於是各大健身品牌、醫療器材公司紛紛推出搭配如計步器、心率計、血糖機、血氧儀等運動器材，

想藉此達到全面性的遠距健康照護，讓使用者隨身攜帶使用，並運用精確的生理資訊，避免使用者對自身生理狀況有主客觀評估的落差，更有產品將生理資訊結合智慧型手機，加上特殊的演算法，設計成遠距照護系統。然而，其功能與資訊大都利用單一生理訊號提供單一服務給使用者，無法直接應用於運動照護之相關服務。

實際案例分享──結合血氧測量與行動裝置之無縫式運動照護系統

　　過猶不及的道理人人都懂，適當的運動雖是維持良好健康狀態的先決條件，然而過度的運動可能引起心血管疾病的急性發作，過少的運動量又對身體健康沒有實質幫助，因此「如何拿捏運動量」成為迫切的需求。

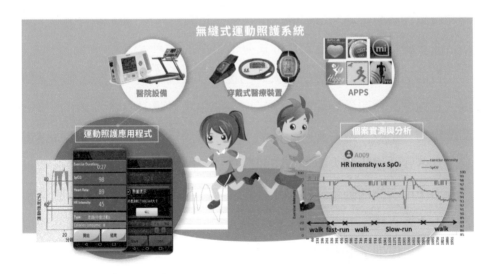

圖五　結合血氧測量與行動裝置之無縫式運動照護系統

在二〇一五年時，筆者的研發團隊曾開發結合智慧型手機與血氧量測儀器之系統應用，利用此兩種裝置便於攜帶的特性，可在運動時透過藍芽連線同步收集運動型態、累計步數與強度、心率以及血氧濃度資訊，系統依據使用者預設的身體狀況提供個人化的警示系統，在使用者運動強度或血氧濃度異常時給予警告。

我們團隊自行開發的人工智慧模組，隨時隨地監測使用者的運動狀況與生理變化，適當且主動地給予提醒，避免使用者過度運動而造成心律不整，甚至休克之情況。除此之外，系統亦將使用者平日活動時的強度變化、血氧濃度等資訊記錄並傳送到雲端伺服器，專業醫護人員可藉由後台長短期資訊分析，客觀地了解到使用者即時與過去狀態，輔助過去醫師只能片段取樣使用者自我評量表上的主觀資訊。下一階段目標為進一步針對心肺功能障礙之患者進行臨床實驗設計與驗證，並通過醫材商品認證，這將是邁向行動醫療系統商品化的一大步，圖五（P.077）為結合血氧測量與行動裝置之無縫式運動照護系統。

目前坊間新穎的智慧型手機，已經可以植入多種高科技感測器，實現一定程度的健康量測功能，像是取得使用者音訊、環境溫度、濕度、觸感壓力、指紋、磁力計、陀螺儀、測距感測器、光度感應器、加速規等，當各式各樣的個人與環境資訊收集起來時，經由大數據運算，可以感測出使用者的活動量、情緒和外在環境變化等資訊，進一步分析使用者是否出現身體不適、過敏、壓力過大等情況，這對未來的遠距離醫療照護領域，提供了很大的想像空間。

市售的穿戴式裝置按照功能不同，會收集人們身上各種不同的生理

資訊，其呈現與提醒的方式皆會有所差異，當林林總總的需求越多時，設計穿戴的裝置也會越多，除了增加操作步驟，也可能會出現系統判讀資訊相左的問題。此刻若有一個整合式的平台，能將這些穿戴式裝置的資訊結合，並根據生理資訊提供專業且適切的建議，未來勢必能將系統的價值最大化，其商機是可預期的。

延伸閱讀　**主題相關之新創公司及產品**

Abbott Nutrition		Medtronic Inc
Accolade Health		Noom Inc
AliveCor		Omada Health
Apple Watch		Onduo LLC
DayTwo Ltd		OrCam MyEye 2
Dexcom Healthcare		ResApp Health
FitBit Ionic		Vida Health
FitBit Versa		Virta Health
Iora Health		Wellpepper Inc
Lark Healthcare		

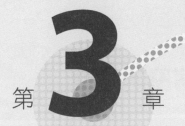

第 **3** 章

數位病患
——電子病歷與醫療資訊系統

　　一位典型急診科的醫師，在他忙碌的十小時值班期間，大約花了百分之四十三的時間在輸入電子病歷資料，同時大約按了四千次的滑鼠。

二〇一三年美國急診期刊報導

4000 Clicks: A Productivity Analysis of Electronic Medical Records in a Community Hospital ED

Robert G Hill Jr et al.

American Journal of Emergency Medicine, 31 (11), 2013

8 數位病歷的序曲

相對於一般生活，醫療的場合更在乎穩定性，目前自然語言處理的技術在商業應用上已漸漸穩定，此時正是將該技術應用在數位病歷的時最好時機！

在久遠的手寫病歷年代，流傳著一個冷笑話：

有一位內科名醫馬丁醫師，向來以寫字潦草出名，特別是在寫病歷時，往往令跟診的護理師與拿到處方箋的藥劑師頭痛不已，經常要猜他寫的藥名和病名，聽說猜中機率比較高的是其中一位年紀較大的護理師珍妮。有一天，馬丁醫師的鄰居收到一張邀請卡，讀起來雖然潦草，但似乎是邀請他們全家來用餐，為了慎重起見，鄰居親自到診間去請珍妮幫忙解讀，這時珍妮看了一看邀請卡，稍微皺了一下眉頭，二話不說就回答說：「馬丁醫師在卡片上提醒你們，確診是 A 型流感，回去要多喝水，多休息，抗組織胺的劑量是每天三次，一週的療程就夠了。」

結果，鄰居只好拿回那一張潦草的邀請卡，悻悻然地回家了。

沒有空間、時間限制的遠距醫療

在過去，所有的病歷都是手寫在紙本病歷紀錄上，手寫病歷過於潦

草,非本人的話解讀不易。時至今日,電腦化的數位病歷或電子病歷早已成為看診不可或缺的幫手。臨床醫師在看診時,都會希望對病患的病史能有多一些的了解,又困於患者描述時常不夠精確。這時候,以往的數位病歷資料就能稍微補足資訊不足的問題。

此外,日常生活中或多或少會遭遇到意外,大部分人都習慣外出到附近的醫療機構診治,但是難免會有時間配合不上、不方便出門或是移動困難,甚至是在旅行途中當地的醫療資源不足時,及時就醫就變成一個棘手的問題。

二〇二〇年新型冠狀病毒的高傳染力導致疫情爆發,並快速擴散至中國各省及世界各國,衛福部也決議依據「通訊診察治療辦法」,因應武漢肺炎(COVID-19)疫情,開放居家隔離、檢疫者視訊看診,或當出現呼吸道症狀的患者有就醫需求,由衛生局安排免出門視訊看診、家屬領藥,甚至醫療院所直接提供免下車慢箋領藥服務,也形成了一種新型的「醫療宅經濟」。

在視訊會議、連線直播高度發展的現在,科學家開始提出對遠距醫療的想像,設想有朝一日能實現遠端就診、遠端醫療等技術,讓醫療場域不再有所限制,不論在世界上任何一個角落,都能依據一份詳實的過去病歷,即時接受醫師的診斷,甚至可以實時監控各種生理數據,觀測到疾病發生之預兆,及時進行治療。以科學家們掌握的關鍵技術來看,遠距醫療之實現,早已只剩下法規面以及人性的因素了。

遠端就診或遠端醫療的技術,可以分為兩大部分:第一部分是患者在遠端的感官資料收集及理學檢查,例如:病患身上的氣味、視診、

聽診、觸診、或扣診等。以目前的技術而言，沒有合適的方法可以完整地在遠端從事這一類診察。而第二部分是根據蒐集的資訊來做疾病的判斷，無論是以上理學檢查、血液尿液檢驗、影像和病理的檢查結果，若是相關的資料都已經收集齊全，醫師或專科醫師非常有可能直接在遠端執行病情判斷或會診。其中所使用到病患的遠端傳輸資訊，全都倚靠數位病歷及醫療資訊系統來完成。

將訓練專科醫師的方式套在電腦上

一般醫院長期累積以患者為中心的病歷資料，若要發揮資料價值，勢必要將日新月異的醫學知識融入於醫療資訊系統。例如，醫院有建立基礎醫學知識庫之需求，基礎醫學知識庫可提供比較完整的跨科別醫學知識；或是建立重要公用醫學文獻庫，使醫護人員能針對病歷上之診斷需求，利用醫療資訊系統更方便即時檢索醫學文獻，不但能節省事後查證時間，還能滿足醫護人員查準及查全之要求。

另外一項最重要也是最難的任務，就是建置臨床輔助資訊系統，務實地將電腦技術（例如人工智慧）用於臨床的輔助診斷，達到提升醫師工作效率、提高醫院經營管理效益，或提升醫療服務品質及教學水準之目的。作法上以傳統臨床醫療資訊系統資料庫（HIS）中的檢驗、影像檢查資料，擴展至可即時擷取過去以來的 LIS、PACS、RIS 等資料庫上之欄位。舉幾個例子來說，在臨床醫療上可以利用 AI 的方式來建立急性腎衰竭之早期警示與預後系統，甚至可能做到以 X 光圖加上個人病歷來自動判定骨質密度值是否屬於高風險群，或是透過心電圖自動判斷高

風險急性冠心症病患並且提早預警。

　　將機器學習、人工智慧與醫療大數據緊密相扣，如將醫療診斷的目的以實際臨床資料論述，接著蒐集充足且具說服力之實驗組與對照組資料，然後設計合理的模型驗證其結果。幸運的話就能夠以實際臨床資料達到高正確率預測的診斷，並與具充足臨床實務經驗之醫療領域專家相比較，作為日後人工智慧模型設計的參考基準；若是無法達到高正確率預測之診斷，也能夠透過錯誤分析的方式，從實際病患資料當中預測脈絡，修正或擴增訓練資料，精進模型基礎。上述的智慧醫療建置程序，像極了一般專科醫師在臨床上的訓練過程，只是將原來由資深醫師的經驗傳承與知識口授方式，轉換成訓練電腦演算法與驗證預測模型。

由醫療團隊決定 AI 研究的方向

　　最近智慧醫療的熱門話題是訓練人工智慧判讀醫療影像，期待能用電腦加速、輔助放射科醫師的判讀工作。而電腦科學家若想教電腦自動判讀肺部 X 光片是否有肺部腫瘤，就需要事先整理好大量有腫瘤及沒有腫瘤的 X 光片，好讓電腦學習正確判斷。科學家在收集 X 光片時，可以搜尋在病歷報告中提到 X 光上有肺部腫瘤的病患，再從醫院的影像系統檔案中，擷取出病人的 X 光片，用來當作電腦學習的正面實驗對象（實驗組），或稱正樣本。接下來還需要負樣本（對照組），然而實際上要挑選負樣本並不是件容易的事。

　　以肺部腫瘤的例子來說，我們若選擇使用肺部完全健康的 X 光片作為沒有腫瘤的對照組，發展出來的人工智慧程式，可能會沒有辦法從肺

部有其他疾病的人（如一個有肺炎或是肺部做過手術的病患）之中分辨有無腫瘤。所以一個恰當的對照組，必須和實驗組有類似的樣態分佈，利用自動病患個案分析做初步篩選，挑選出適當的病人。尤其是針對罕見疾病個案極少的情況下，若沒有使用像是自然語言處理的電腦技術先篩出可能的候選病人，研究者可能要閱讀上千，甚至上萬份的醫療紀錄才能夠找到一個案例，造成許多時間的浪費。

根據筆者過去多年的經驗，建立智慧醫療的過程當中，目標往往比想像中複雜，需要醫療專業及資訊工程雙邊領域的人才高度配合才能完成。假設想要從急診 CT 影像中，建立 AI 模型自動偵測病患腦部出血或是主動脈剝離，並且即時預警的系統，就必須要由臨床醫師清楚定義，若不是醫療專家，很難釐清醫療過程中複雜的邏輯。

因此以醫療團隊的需求來決定 AI 研究設計的方向，才是能實現智慧醫療的關鍵。由醫療團隊提供資料，演算法的部分則交由電腦工程師來解決，而研究方向的決策則由醫療團隊進行決策，是最好的跨領域合作模式。從實現智慧醫療的成功經驗中發現，醫療團隊和資訊專家必須要有非常密切有效的溝通，隨時可以討論並處理研究上遭遇的困難，例如改變資料標註的方式、重新開發標註軟體、改變學習的演算法，或調整研究的方向，才是達成完美團隊合作最重要的準則。

AI 在醫療與病歷資訊系統上之應用實例

台灣要發展智慧醫療，必須從應用端著手才有利基，因為病歷系統與電子健康紀錄之應用面無所不在，且涵蓋所有醫療服務，勢必會有本

土在地化的需求。加上國內醫療界因以英文記載病歷之獨特背景，更凸顯其在與國際接軌及市場推廣策略中扮演之重要角色。

1. 自動預測照護品質

　　當每一位住院病患出院時，醫院都會主動製作病患的出院病摘，作為日後教學診斷參考，或是再入院時的會診依據。出院病摘除了包含傳統的病歷及病史之外，還包含入院診斷、出院診斷、住院治療經過、檢驗檢查紀錄等欄位，算是相當豐富的就診紀錄。

　　過去筆者的團隊針對這類紀錄開發了一系列電腦程式，藉由整合自然語言處理以及文件探勘技術，實現自動化的醫療照護品質評估系統。在臨床實證上，透過分析醫療品質指標的過程，以急性心肌梗塞作為指標性實測疾病，並進一步評估該醫院照護品質。

　　研究對象以國內某醫學中心急性心肌梗塞病患出院病摘作為資料集，將過去十年內罹患急性心肌梗塞的病人，區分成兩大類別：心電圖 ST 時段上升心肌梗塞（STEMI）及非心電圖 ST 上升型心肌梗塞（NSTEMI），作為訓練樣本來建構預測系統，經由另外一組測試樣本來驗證系統的有效性，並獲得相當高的一致性。最後實際應用於該醫院的心臟外科部門，作為自我評估醫療照護品質的一種方法。藉由醫療品質評估，可以清楚地對醫療照護做全面性的探討，進而減少不必要的醫療失誤，促進病人安全。

2. 自動分類醫學報告

透過電腦系統把文件或報告依據內容自動分成兩個以上的類別，是最常使用電腦進行的分類任務，凡是建立 AI 模型分類都屬於此類任務。其他商業上的應用像是自動將電子郵件分類為正常郵件與垃圾郵件，或是將即時新聞文件，歸類在預先設定的類別中，如科技類、時尚類、旅遊類等。

筆者團隊曾經在二〇一三年的全國放射線年會中，發表自動分類電腦斷層報告為陰性或陽性之研究，這個研究的目的是為了應對醫院評鑑項目中，放射科醫師必須將自己完成的報告分類成陰性及陽性兩種，提供醫院做為品質管理的參考。我們採用了某大醫院約兩千五百份電腦斷層的報告，經過斷字與詞性分析的前處理，使用常見的 J48 及 JRip 二種決策樹作為分類器，達到了超過百分之九十六的準確度，令臨床醫師相當振奮。

3. 病患個案篩選與分析

電子醫療紀錄的自動探勘任務，最重要的目的就是從病人的就醫紀錄當中，篩選特定的一群病患，例如特定的疾病、特定的嚴重度、經過某特定藥物的治療，或有某些特定的併發症等，來進一步分析並改善醫療行為。在醫療資訊系統中每位病人從初診、急診、住院到最近一次門診，均有一連串完整的資料儲存在紀錄裡，也因完整儲存了這些病患資料，故隨時可進行有關資料之檢索與查詢。將同質性的病患挑選出來成為一個實驗組或對照組別，當然也可以將病患收錄到回溯性的研究中，例如以目前已完成的病患篩選系統，就可以針對就醫資料（如就醫時間

範圍、患者年齡等）或是醫令（如藥品名、檢驗名或手術名等），當然也可以設定排除某類檢查或是使用過某一類針劑之功能等。

4. 探勘與分析病患個案

　　過去我們團隊曾參加由哈佛大學醫學院舉辦的二〇一八年 n2c2 比賽[1]，競賽的目的是希望能夠建立電腦自動檢視病人病歷，回答與病人相關問題的系統，例如是否有藥物濫用、酗酒、是否會英文、能否自己做決策、有無做過腹部的手術、有無嚴重的糖尿病、有無嚴重的心臟病、六個月內有無發生過心肌梗塞、一年內有無發生過糖尿病酮症酸中毒、兩個月當中有無使用補充品、有無服用阿斯匹靈、有無過高的糖化血色素（HBA1C）、有無過高的血清肌酸酐等問題。我們設計出自動文獻探勘的電腦軟體，可以在眾多的病患中挑選出符合上述條件的個案，做為進一步醫學研究的候選名單，相當具有實用性。

5. 自動辨識命名實體（NER）

　　命名實體的辨識是另一個常見的分析醫學文獻任務，簡單說就是從一篇人類專家撰寫的文件當中，找出特定種類的命名實體；例如我們要從電子病歷中找出代表某個疾病或是藥物的名詞，像是糖尿病或是胰島素，這樣的任務通常會使用英文字的 Begin、Inside、Outside（簡稱為 BIO）自動標註及分類器來完成。經由訓練 AI 分類器把文件中的每一個字分類成 Begin、Inside、Outside 三個類別，再組合成我們期待的答

---

[1] iNational NLP Clinical Challenges (n2c2) 競賽（https://n2c2.dbmi.hms.harvard.edu/）係由哈佛大學醫學院主辦，自二〇〇六年起每年皆有不同臨床醫學主題之競賽。

案。筆者團隊在二〇一八年 n2c2 的國際比賽當中，就有使用到命名實體辨識的技術，把相關的詞句找出來，並達到高正確率。

目前隨著在人工智慧領域中機器學習及深度學習的成功發展，已經攻克了許多生活中的應用，例如文件分類、自動翻譯、問答系統等；不難想像把相關的技術推進到醫療資訊系統上，應是指日可待的事。相對於一般生活中的場域，醫療的場合並不貪圖追求新的技術，而更在乎穩定性，也因此在醫療資訊系統中推行新的技術，會比一般的商用環境、研究環境更為緩慢。在嘗試新技術的過程當中，醫療工作由於其穩定及保守之特性，通常比較不能接受革命性的改變，而是期待採用循序漸進的方式，目前自然語言處理在商業應用上已經漸漸脫離不穩定的實驗性質，此時正是該技術應用在數位病歷最好的時代了！

9　若是擔心被 AI 取代，那麼他就該被取代！

> 國內外的電子病歷資料在過去之所以難以流通，正是因為缺乏結構性，但人工智慧的成敗卻又取決於能否串聯起大量結構性資料，如何建立標準確保醫療資料品質，以輔助醫師提升診斷效率會是極重要的課題。

美國哈佛大學醫學院史萊克教授（Warner Slack）去年以八十五歲高齡過世。他年輕時不僅是醫療界的電子病歷先驅，同時也不斷倡議以電腦協助提升醫療效能以關懷病患，不少台灣醫師當年都讀過他寫的教科書。在史萊克教授出生以及接受臨床訓練的年代，顯然電腦還是很稀奇的玩具，當然平日看診完全使用手寫病歷，但是他當年一直是少數擁有醫學電腦化這個偉大願景的臨床醫師，他曾經在五十年前說過一句非常有名的話：「若是一位臨床醫師擔心被電腦取代的話，那麼他（她）就該被電腦取代！」時至今日，依然擲地有聲。電腦不僅改善了人類的生活，同時也在醫學上協助醫師提升診斷效能，以關懷更多的病患。

今日醫療已經進步到了以人工智慧翻轉醫療的年代，但筆者認為他那一句名言依然有效：「若是一位臨床醫師擔心被 AI 取代的話，那麼他（她）就該被 AI 取代！」

自動分析病歷會是最理想的輔助小幫手

我們都知道，身體的健康狀況變化是一個連續的過程，每次看診或檢查的時候就會為當下的身體情況留下一些資訊，這就是所謂的病歷。病歷的用途有很多，主要提供醫師根據近幾次的紀錄，來輔助判斷患者的狀態，進而決定如何治療、如何用藥等。例如每一種藥物在不同人的身上，都會或多或少有效果的差異，甚至有的人會藥物過敏，這時候醫生便能參照患者以往使用的處方，在同類型的藥物中，判定哪一種對該患者最有效、又有哪一種該患者不適合使用。

但這些在不同時間、不同病徵記錄下來的資訊，往往散落在病歷中，醫生需要花時間、心力進行確認與縱觀性的評估，除了需讓病患等候，有時也可能錯過治療的黃金時間。所以電腦科學家們開始思考是否能有一個歸納能力很優秀的小幫手，來協助醫師從病患過往的病歷上分析，即時告訴醫師所需的資訊。而從複雜的資訊中歸納與統整，並得出當下問題最佳結論的特性，正是人工智慧最擅長的能力。於是電腦科學家開始著手實現這個理想中的輔助小幫手，也就是 AI 病歷自動分析工具。

可以想見得到，在不同的臨床科別都可能有病歷分析的需求，像是運用過去醫院歷年來病歷中的手術資料決定最佳手術時之麻醉方法；以過去病歷協助早期診斷及追蹤相關腹膜炎患者；甚至是根據過去病歷之紀錄加上出院病摘，設計一個靜脈胰島素血糖控制決策輔助系統等，都對臨床醫師有很大的幫助。

如何讓電腦自動讀懂醫療文件

　　我們在設計各項 AI 臨床應用與服務前，必須讓電腦演算法對病歷的資料格式和紀錄現況有所了解。電子病歷是病人在就醫及照護期間數位化的醫療紀錄，並經過統整後之系統性醫療文件；當然包含了許多種類的文件，例如由醫療人員及照護專家所做的觀察、給予的藥物及治療的紀錄，這些資料足以回溯病人的病情及治療的歷程。

　　為了要讓電腦自動讀懂並分析這些文件，首先需要處理醫護人員使用的記錄語言問題，目前醫療紀錄都是以自然語言書寫，通常包含了門診紀錄、入院紀錄、住院紀錄、護理紀錄、X 光報告、病理報告等，雖然檢驗資料可以數值的方式呈現，但目前在台灣還是習慣將檢驗結果用文字格式來儲存。

　　所幸國內一般較具規模的醫院，對病歷紀錄的完整性皆訂有嚴謹的審查制度，以確保病歷詳實正確並於規定時效內完成，使得病患的權益可以獲得保障。當然電子病歷的好處不只這些，但也有不少的病患抱怨，醫師看診時繕打病歷的時間太長，都在低頭敲鍵盤，甚至於沒有花時間在目光接觸或是專心看著病患；筆者就曾在國際會議上，聽到國外的臨床醫師抱怨說：「電子病歷已經把醫生變成電腦資料操作員了！」聽起來真的很不舒服。

　　在美國，平均每位病患在診間給醫師看診的時間大約是七分鐘，初診病患大約是十二分鐘；至於在國內的健保制度下，真實的看診時間筆者就不好說了。臨床醫師在看診時，僅將上一個病歷的內容，複製及剪

貼到下一個病患身上的情況，應該不算是少數；是否可能不慎將部分不符診斷現況的文字轉貼下去就不得而知了。

　　台灣大部分的醫師長期使用英文來書寫病歷，但許多病患往往由於語言的障礙，不易閱讀充滿英文專有名詞的病歷，而成為醫病關係當中可能的阻礙。英文撰寫病歷有它的優點，例如許多專有名詞翻成中文之後，反而會使人用字面的意思來解讀，忘記了這是個專有名詞而產生誤解。例如顱內動脈瘤（intracranial aneurysm）是腦部血管異常而非腫瘤（neoplasm），若使用中文，病患可能把動脈瘤錯誤理解為良性或是惡性的腫瘤。同時像是蜂窩性組織炎（cellulitis）是表皮及皮下組織的細菌性感染，其英文字源為「cellular」，可以翻譯為「蜂窩狀的」或是「細胞的」。當中文的閱讀者看到「蜂窩性組織炎」這個名詞時，可能會對疾病和蜂窩有一些不必要的聯想，而不是正確理解為表皮及皮下組織的細菌感染。

　　至於在病歷紀錄的格式當中，「醫用資訊傳輸協定 HL7」（Health Level 7）是目前醫療資料通用的國際標準，適用於各種醫療服務使用的軟體應用程式之間，傳輸和管理臨床資料。其設計可以接受多樣化的資料，包括文字及數值。縱然如此，大部分醫院的電子病歷文件仍然是使用純文字來包裝，也就是說即使是抽血的數值資料，還是用文字的方式來表現。

　　不論國內外皆然，一般臨床資料之格式可以分為兩種類型，分別是經過結構化的資料以及沒有經過結構化的資料；對結構化的資料來說，可以直接透過電腦或人工智慧模型來自動分析，但非結構化的資料在被

分析之前需要先經過額外的文件前處理。所以如何將所有病歷資料結構化，是一個值得努力的方向，畢竟臨床資料結構化之後，就可以立即提升其可用性，用來做為 AI 分析的基礎。

此外，目前國內大部分電子病歷推動較快的醫院，已經完全不需遞送紙本病歷至診間了，若干醫療機構尚未完全無紙化，仍於門診、急診及住院間傳遞紙本病歷，部分醫師也習慣紙本病歷記載，也就是以電子病歷與紙本病歷雙軌並行作業。

醫療紀錄涉及病患的隱私，病歷的資料相對難以隨意取得。然而一般人想要窺探他人隱私的好奇心，常驅使醫護人員遊走於法律邊緣，例如不久前就有人公佈某知名政治人物的病歷有中風病史，以及某醫院少數醫護人員未經許可查詢知名影視紅星是否懷孕之個案；皆是醫護人員因法律知識不足，或是濫用個人權限之負面示範。在醫療機構中，申請使用病患醫療紀錄需要經由許多文書作業，通過「研究倫理審查委員會」（IRB）的審核，才有可能取得數百、千、或萬筆的病歷資料，又必須對病歷資料做匿名、去識別化，使得醫療紀錄在使用上有更多的限制，以致在智慧醫療研究的設計上也必須付出更多的心力。

自動分析病歷的難題

電子醫療紀錄以結構化的格式記載，再加上自動探勘，是建立智慧醫療的第一步。國內外電子病歷皆然，除了用藥記錄、疾病編碼之外，主要的門診、住院紀錄、檢查報告、檢驗報告、病歷摘要等資料，仍是採取文字格式記載與儲存，各家醫院的格式皆不盡相同，並且同一家醫

院在不同時期也可能有格式上的變化。對於建立醫療人工智慧而言，這些格式的複雜性及變化性成為讀取資料的第一個難題。

同時，醫療紀錄中一直存在用詞不統一的問題，例如 cardiomegaly、dilated heart、increased cardiothoracic ratio、enlargement of the cardiac silhouette 都是放射科描述心臟擴大的詞彙，每個醫師有不用的描述用詞、各種不同縮寫、還有可能拼寫錯誤，因此很難找到一個字典可包含這些變化，而必須運用專家的經驗，並參考大量的過去文件來努力窮舉這些同義詞，這些個人習慣造成文件辨識上可能產生的錯誤時常發生。

其次是醫療紀錄本來就有多樣化的否定用法，否定字眼的自動辨認及劃定範圍，在自然語言處理技術上是有難度的，英語中否定句的範圍界定也有模糊空間，例如在理學檢查後，臨床醫師寫下 "no raccoon eyes and mastoid ecchymoses"，這時的否定範圍或許包含 mastoid ecchymoses，也可能沒有，這也讓自然語言處理的難度大大增加。

另外醫療紀錄中有很多模糊的臆測用詞，例如 cannot be ruled out、possible、probable、considering 之間似乎有些微的差別，但是每一位醫師使用同一個詞彙所代表的意思可能不盡相同。模糊的臆測詞造成難以用一個標準化的方式，來表示描述這些可能性的用語，但事實上更困難的是在各個醫師心中，同樣的用詞原本就隱含了不同的意思。

此外，我們的醫療紀錄中有許多「台式英文」，這是很特別的地方，由於跟隨傳統習慣，台灣的醫師多以非母語的台式英文來書寫病歷，台式英文在文法及用字和美國的醫療紀錄就有不小的差別，顯示了醫療自然語言處理的問題上有強烈的地區性。如果使用台灣醫療紀錄設計完成

的人工智慧系統，或許無法成功地在其他地區使用，反之亦然，因此要做一個各國通用的系統自然有其困難性。

電子病歷資料過去難以流通的瓶頸之一，即在於整個醫療產業鏈不重視結構性資料，在國外亦然。例如蘋果公司過去擅長以封閉的系統獨樹一格，但長久以來對於成為健康資訊的提供者這件事上一直不遺餘力，除了令業界跌破眼鏡的在兩年前加入電子病歷交換標準開放推廣計劃「Argonaut Project」，也就是由醫療界所發起的開放式標準，自從有了蘋果公司背書就很不一樣了。業界人士不諱言指出，電子病歷資料缺乏結構性，而人工智慧的成敗又取決於串聯起大量結構性之資料，即使現在有了蘋果公司加持，還得要建立一套標準來確保醫療資料品質才有可能真正成功。

在醫療資料格式標準化上，台灣則較為幸運，在多年來衛生主管機關的計劃支持及全民健保制度的推動之下，「電子病歷交換中心」（EEC）的發展非常迅速，在任何地區之醫療院所，可透過患者健保卡與醫師醫事憑證卡雙卡認證授權，取得病患過去六個月內之病歷資料，加速醫師診療及減少重複檢驗。病患在不同院所就醫所服用之中、西藥品或檢驗檢查紀錄與結果，利用雲端系統醫療資訊分享平台，即可提供看診醫師在診療及處方時之參考。

其中還包括醫療影像上傳及跨院調閱分享機制、醫師重複處方及檢驗檢查，可由電腦主動提醒，甚至政府機關還建立藥品不良品、藥品療效不等及醫療影像品質通報功能，不僅可節省醫師瀏覽大量資料的時間與精力，更能有效率地提醒看診醫師減少重複處方藥品及檢驗，進而提

升醫療效益及病患安全。此外，因為影像報告、檢查報告、檢驗報告、用藥紀錄、出院病摘等資料都採用了國際標準 HL7 進行交換，所以當各項資訊安全、簽章等制度逐漸成熟，醫療紀錄就進入全面電子化的時代了。

10 HIS 數位怪獸與牠們的產地

> 網路世代只要在搜尋引擎輸入幾個關鍵字，就能輕輕鬆鬆收集到大量資料。電子病歷也是同理，醫師可使用 HIS 醫療資訊系統查詢並參照過去的病歷資料，透過分析達到更有效率、更精準的診斷。

　　搜尋引擎巨擘 Google 在矽谷的傳奇故事很多，特別是創辦人佩吉（Larry Page）與布林（Sergey Brin）。當年兩人在史丹佛大學宿舍裡架設電腦主機，進而完成了最雛型版的搜尋引擎，最後兩位皆因此而改變人類使用網路的習慣，並成為億萬富翁。前者以其發明的網頁排名法獲得關鍵的美國專利，並以自己的名字來命名，奠定了搜尋引擎網頁排序演算法的基礎；後者則是曾與前妻安妮・沃西基（Anne Wojcicki）如好萊塢影劇夫妻般紅透整個矽谷，安妮正是本書介紹的個人基因檢測公司 23andMe 的創辦人，當年 Google 還曾投資數百萬美金在這個醫療新創公司上。

　　網路世代的今日，在搜尋引擎巨人的面前輸入關鍵字，藉此收集資料的方法，對我們來說已經是非常熟悉且習以為常的日常情境。甚至在關鍵字同義詞較多時，我們還會希望能有個可自動歸類的系統使用。搜尋引擎針對網路上大量資料分析與醫療資訊系統的電子病歷分析也有異

曲同工之處。

傳統紙本病歷缺乏系統性的整理，非常不方便查詢，但透過電子病歷分析我們便可真正地站在巨人的肩膀上，使用過去的病歷資料作為參照。即使病患的病情可能超乎醫師的經驗範圍，也可透過電子病例的大量資料分析，達到更有效率、更精準的診斷；而這些臨床醫師每日看診時所需要使用到的資訊，不管是當下看診的病患病歷、相似之案例、上週或是半年前似曾相識的病患，都可以透過這一個簡稱為 HIS 的醫療資訊系統查詢到，甚至還可以很神奇地立即顯示過去與現在彼此間的差異。

數位怪獸醫療資訊系統（HIS）

醫院由於擁有多樣性診療之特殊屬性，因此在各種醫療服務作業自動化過程中所產生的資訊相當複雜，例如電子病歷的讀取與記載只是每天診療行為的一部分；配合健保申報的資訊提取；為了病患安全的過敏藥物紀錄、成癮性麻醉藥品間歇使用規定，或是其他的門診開立檢驗醫囑時自動提示等數也數不完的功能；不諱言，醫療資訊系統所提供的功能，不管是基礎功能或是臨床醫師看到的應用層功能，其數量皆數以千或萬計，如同一隻龐大的「數位怪獸」，存在醫療院所的每一個角落，不管是診間、護理站、開刀房、藥局、或是病理分析部門，所有的臨床醫師每天早晚與牠相處。站在有效提升醫療服務品質的角度來看，一個完善的醫療資訊系統，就如同擁有能靈活管理醫院的核心中樞。

由於國內醫療機構包含醫院、診所、衛生局（所）、護理之家、長

照機構及其他健康照護等機構，因此醫療資訊系統之使用範圍相當廣而多元，所以一直以來不容易有一個萬用的 HIS 系統，可以提供上至醫學中心下至診所共用。而綜觀各醫院建立電腦化醫療資訊系統之發展歷程可發現，大部分的醫院是配合人力及預算，加上經營理念而採取分段進行的方式，例如先配合政府推展的電子病歷，將病患資料庫建立完成，待資訊作業已經逐漸被醫護人員與行政人員接受之後，再逐步納入其他系統，最後俟機建立好完整的醫療資訊系統。

這樣的醫療系統往往整合了門診、住院、急診、護理、藥局、檢查、檢驗，此階段式分段發展的方式，短則三至五年，容易看到成果，只要醫院最高主管持續支持，一般是比較有成效的做法；若是因預算編列問題，往往有超過十年以上仍然還在建置中的案例，如此一來，電腦軟硬體技術已經跨越了一個世代，想要把這一隻數位怪獸順利串接全院所有系統並且跨部門運作，已經變成不可能的任務了，因此，有一些比較有遠見的醫院，選擇一併規劃全院所有的資訊系統，期待一起上線，在過渡期間的人力與時間成本雖高，但是整體性與完整程度皆讓日後醫護人員的工作更為順利。

可見醫療資訊系統之全面電腦化，不論對病患、醫護人員、或是醫院本身，都是不可或缺的必走之路，醫院最高決策主管，在考量提升醫療品質或是便民服務上，都能實現完善醫院管理的願景。例如，單是一個預約排程系統，就可節省病人排隊及候診時間，不僅可以大大提升便民的形象；病人就診時，可直接根據電腦預估的看診時間到診間候診，同時透過這個系統，可以做到預約人數、預約率、爽約率等統計分析，

更清楚了解不同醫療部門客群中就診之頻次,以及病患就診樣態等,這都是值得開發的資訊化措施。

國內一般醫學中心大致將醫療服務相關資訊系統區分為「醫療資訊系統」(HIS)以及「行政管理資訊系統」(MIS)二大部分,而其餘一般醫院或診所則視其規模與資訊部門人力,將以上二大部分依組織架構之規模,融入成為資訊系統開發團隊,例如:資訊室、資訊中心、資訊系統組、門診組等。

目前國內典型的醫學中心醫療資訊系統,包含直接提供所有醫療服務之門診、急診、住院與病患有關之所有作業為主:門診系統包含門診醫令、掛號系統、門診批價、病歷管理、健保申報、藥局系統、轉診、疾病分類、個案管理、全院排程、雲端資料查詢等;而另一種常見較為專業的急診系統,則包含急診醫令、急診護理、急診藥局、急診批價等與急診較有直接相關之任務;至於一般中大型醫院之住院系統,包含住院醫令、手術系統、麻醉系統、護理及給藥系統、病歷摘要、入出院、營養系統、住院健保申報、呼吸治療室系統、住院藥局等與病患住院期間較為相關的業務。另外在一般醫院也皆有完整的檢驗系統,包含檢體流向、檢體簽收、自動化發報告、檢驗檢查報告查詢等,也均為醫療資訊系統的一環。

醫學文獻的普世價值

相較於前述這隻 HIS 數位怪獸中的電子醫療紀錄或是電子病歷,醫學文獻則是另一類更為廣泛的醫學紀錄,也是醫學上一種更為豐富的群

體觀察結論；事實上，閱讀生醫研究的文獻早已成為醫護人員在執行醫療行為時，學習及生活上不可或缺的一部分。每天的晨會中經由閱讀文獻關注同領域最新的進展，就是經典的例子；筆者就曾在醫院等電梯時，看到兩個戴口罩的年輕主治醫師竊竊私語，湊近一聽原來是：「今天晨會時，有學弟報告在北部幾家醫院已經行之多年的某某術式，上星期被新英格蘭醫學雜誌（NEJM）上剛發表的一篇論文批得一文不值，主任要大家特別留意喔。」

　　讀者可能每天在媒體上也看過許多醫學新知報導，或是聳動的如幹細胞修復了某個壞掉的器官的生醫研究突破，目的不僅是帶給醫護人員更多選擇來照護病患，同時這些日以繼夜累積的研究也成就了目前一般民眾所知的醫療行為準則。研究人員貢獻了他們的心力，不管是發現了前所未有的生醫現象，或是突破了多年來醫學知識上的瓶頸，甚至是某個大型多年期的臨床實驗得到了一個令人振奮的成果，目的不是為了獲得諾貝爾獎的桂冠，其實這些科學家或是醫師們也都希望能夠多奉獻自己一點心力以積沙成塔，擁有一顆希望讓未來醫療世界變得更美好的心，以嘉惠更多的病患。

　　這些公開發表的醫學文獻對人類健康的貢獻甚大，美國國家醫學圖書館大約自一九六〇年起開始有了比較系統式的電腦收集，而截至目前為止被電腦收錄的生醫相關文獻，每日都在增加中，總數量目前大約是兩千八百萬篇，數量比台灣總人口多一些而已，其實多年前數量還曾經與台灣人口總數接近等量的呢。任何人都可以從像是 Medline、PubMed、Google Scholar、CINAHL、PsycINFO、Web of Science、

Scopus 等公共資料庫中，查到大部分的文獻摘要或甚至是開放閱讀的全文。

這些生醫研究的論文大致上可分為：純理論研究、實驗性質研究、臨床研究、應用研究、描述式或計量式研究等幾個大類。是過去數十年甚至遠達百年以上的人類針對醫學知識研究之匯總；一群群無私的生醫科學家們，日以繼夜不斷研究，不斷企圖突破目前醫療環境上的瓶頸，當有成果時，立刻經過同行審查後公開發表，也讓後人得以站在前人經驗的肩膀上累積成果，再加上拜網路普及之賜，公開發表的成果讓世人得以同步分享；這也就是為什麼每一年公告諾貝爾獎得主時，除了眾人企盼的和平獎得主之外，另一項最受眾人矚目的會是生醫獎得主。

研究的過程源自於對某項觀察，或是醫療實務上的應用而定義出研究的議題、主軸，接著提出一項假說或是準備回答一個重要的問題，然後針對這個範圍盡全力找到所有過去發表的文獻，若是有答案的話，這個問題就解決了。當然，就是因為沒有答案才值得繼續深入研究下去；緊接著研究人員發展出一套方法或是設計一種全新的架構來解決這個醫學問題，然後著手蒐集資料並驗證，資料來源可能是過去公認的指標型資料，或是自行蒐集的實驗資料。

隨著時代的進步，目前大部分的數據資料已經可以輕易地在公開場域，例如網路上的公共資料庫找到。接著進行最為困難的實驗設計與資料分析，目的就在透過分析結果來證明稍早提出的假說是合理的，或是替原來的問題找到明確的答案。實驗的結果可能會得到具體的結論，或是片段的結論透過合理的分析而得到可解讀的意義。然後最後一個步

驟，就是將這些結果發表在可供眾人閱讀的學術性或臨床實務期刊，甚至是在研討會上公開發表。

　　此外，在臨床上的實務研究新發現往往最有醫療上的價值，特別是將實驗室研究成果，順利轉換成醫護人員在病患照護的方式上之改變，也因此有一套嚴謹且完整的程序來規範，例如參考國際醫藥法規協和會 ICH E6 之藥品優良臨床試驗規範（GCP）要求，加上通過完備之醫院內部 IRB 審定，UAE ／ SAE 完整報告等步驟而實現。臨床上的研究發現經過這些嚴謹的審查之後，才有可能成為正式的診療指引、診治共識、臨床指引、或是照護指引等。由此可見醫學文獻是支持一切醫療行為的基礎，有賴全世界各國在基礎生醫研究上的不斷努力，未來才有機會讓病患在臨床醫療上得以受惠。

延伸閱讀 **主題相關之新創公司及產品**

Arterys Inc

CareVoice

Human Dx

Nuance

Sopris Health

Suki Healthcare

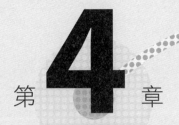

第 **4** 章

你問我答

——自動診斷之逆轉勝？

在所有的科學中，錯誤往往比正確出現得早，同時最好也去得快。

英國文學家與政治家 霍勒斯‧渥波爾（1717-1797）

In all science, error precedes the truth, and it is better it should go first than last.

Horace Walpole

11 能跟你聊天的對話機器人

任何能以自動對話方式提供使用者服務的程式，都算是「對話機器人」。近年 AI 深度學習的方法應用在理解人類語意上的突破，為對話機器人的研究及應用帶來許多可能性。但是要讓機器人順暢地和人類聊天，還不會露出破綻，有這麼容易嗎？

英國數學家圖靈在一九五〇年提出在電腦科學界很有名的「圖靈測試」，用來驗證機器是否具有智慧：如果一部機器能夠透過訊號傳遞與人類互相對話，而無法被辨識出其機器的身分，那麼這一台機器就具有智慧了。數十年來，不少的工程師與科學家不斷設計各種電腦軟體程式，試圖挑戰這個實驗，以便實現機器具有智慧的夢想。然而直到近十年 AI 對話機器人的出現，才有了比較實質的突破。

什麼是對話機器人？

最近市面上炒得火熱的個人智慧助理，如 Siri、智慧音箱 Alexa 或 Google Home 的流暢對話令人印象深刻，不但能聽取使用者的指令回應答案，甚至如查詢火車班次、行事曆等，也使用了對話機器人的技術。

那麼究竟什麼是對話機器人呢？ 維基百科上關於聊天或對話機器

人的定義是「經由對話或文字進行交談的電腦程式」。雖然稱為對話機器人，但功能並不只限於聊天，舉凡任何以自動對話方式提供使用者服務的程式，都可以算是對話機器人。

網路上有許多電子商務平台的類似客服應用是以對話方式進行服務，讓使用者更自然的提出需求。對話機器人理解其需求後，就能夠快速提供服務以節省彼此的時間。常見的應用如智慧客服，像是銀行客服中心建立對話機器人，來協助客戶處理一些簡易的銀行業務流程問題，減少客服人力的負擔；或是因應金融科技興起，AI 理財機器人也如雨後春筍般出現在生活中，國內至少已經有超過十家金融機構，推出理財機器人服務。

在醫療領域方面，醫院官網當然也可以使用自動對話服務機器人，加上一些簡單的選項，以協助使用者進行掛號或是選擇看診科別之服務。甚至能結合通訊軟體，讓患者可以在家或是略感不適時，透過對話機器人，輸入感到不適之症狀關鍵字，而建議看診之科別；或是在網路上詢問相關科別之看診醫師，進而協助掛號之類的服務。

對話機器人的種類

當然國內受限於醫療法規之故，無法以對話機器人直接提供任何醫療診斷與處置；然而以對話機器人實現衛教服務，二十四小時不休息隨時與患者互動，卻是一個未來可以發展的有潛力醫療服務產業；從另一個心理學的角度來看，人類對於人工智慧的微妙心理，讓對話機器人似乎扮演了一個緩衝的安撫角色。

　　以下將大略介紹對話機器人之原理與其可能在醫療上之應用。大致上來說，對話機器人若以對話目的來區分，有「任務型」與「閒聊型」二種：

　　任務型：和對話機器人的互動是為了某個特定的目的，也就是所謂具備知識的對話。常見的任務型對話機器人像是智慧客服、訂餐、訂票系統等。

　　閒聊型：對話沒有特定的任務，以不具備知識的聊天為主。所謂不具備知識，是指能在合適的場合實現應答自如之對話，也就是能夠做到合理的對話脈絡，以及回答適切的話題。

　　類似 Siri 的智慧型助理有某些指令可以觸發特定任務對話，例如查詢交通班次，也算是任務型對話機器人的對話功能。由於智慧型助理也可以和使用者閒聊，所以廣義來看，對話機器人可能同時是任務型和閒聊型，而不論哪一型的對話機器人都可以預先設計其架構和規則，以下用簡略的方式介紹其原理，了解這些原理除了可以幫助我們理解對話機器人到底是怎麼被建立之外，也可以幫助我們發現對話機器人在實作上可能遇到的困難，或是無法做到完美的原因。

　　事實上，讓聊天機器人順暢的對話是人工智慧領域中最困難的一件工作，因為從八歲到八十歲的使用者，都可以輕易考驗這種 AI 的對話能力。讀者從小學生的對話用字和成人落差有多大就可以理解了，所以其實到目前為止，一直不容易做出大家都能夠滿意的產品。

　　而近年來深度學習在自然語言處理方面的突破，也讓對話機器人增加了更多可能的應用。舉例來說，除了上述的智慧助理之外，微軟亞

洲研究院在二〇一四年開發出來的對話機器人「小冰」也是一個知名例子，任何使用者利用通訊軟體將小冰加為好友後，就可以和小冰聊天。「她」不僅可以寫詩、創作歌詞、歌曲、還能撰寫新聞，對於小冰的數百萬粉絲來說，「她」是一個永遠十八歲的網路偶像。

對話機器人背後的原理

　　為了解對話機器人是如何理解使用者的話並產生回覆，接下來將會分別針對兩種不同類型的對話機器人介紹其背後的對話原理。

任務型對話機器人：自然語言理解→對話管理→自然語言生成

　　任務型的對話機器人處理和回覆使用者說的每句話時，大致會經過以下三個步驟：自然語言理解、對話管理 、自然語言生成。可以想像成先聽懂你的問題，然後去比對可能的答案，最後再根據預設的規則組合成合理的回應；透過這三個步驟，對話機器人將會先解析使用者問句之意圖，接著進行記憶對話順序和對話階段的程序，最後給使用者一個適當的回覆。

　　值得一提的是任務型的對話機器人由於需要和服務領域的既有流程與專業知識結合在一起，因此需要比較嚴謹的流程設計，同時必須定義較多的規則。像是醫院的醫療服務機器人，就必須將看診科別之關鍵詞，以及不適症狀之同義詞，連同今日看診醫師等資訊進行規則比對，然後將排序結果導入智慧型掛號系統。

　　當使用者對任務型對話機器人說了一句話後，對話機器人首先嘗試

理解使用者的需求,以及找出這句話的關鍵資訊,這個步驟稱為「自然語言理解」。在任務型聊天機器人中,建立對話機器人的團隊會預先定義使用者可能有的需求類別,還有在每個需求中關鍵詞的類型。

例如對醫院智慧客服的對話機器人,使用者可能會想要掛號或問不適症狀的資訊,而關鍵詞的類型可能就會有醫療科部名稱、不適症狀、時間等。定義這些需求類別和關鍵詞類型是為了方便理解使用者想要什麼服務。例如當使用者說:「我要掛號。」對話機器人會回應:「請問您要掛甚麼時候的號?」使用者說:「我要掛後天一般內科的號。」這句話首先就會被分類為掛號服務的類別,並且得知「後天」、「一般內科」這些關鍵詞。理解這些資訊之後將有助於任務的完成,對話機器人也會以此為依據回答。

對話管理則是負責對話順序的記憶和進行步驟。與任務型聊天機器人的對話,通常需要來回多輪才能夠完成任務,所以對話機器人必須要知道對話進行到了哪個階段?以及什麼時候應該進入下一個階段?才能完成任務並結束對話。

以上述醫院掛號機器人與患者的對話當作簡單的例子說明,上述例子可以看出對話之間是有順序性和關聯性的,就像例子中使用者說完想要掛號之後,對話機器人才會詢問時間的資訊;如果使用者一開始就說:「我要掛後天一般內科的號。」的話,對話機器人就沒有必要再問使用者一次了。

閒聊型對話機器人：擷取式 vs. 生成式

至於閒聊型對話機器人的目的為提供合理之回覆與應答，因此在實做方法上之設計較有彈性。而根據回覆的產生方式一般又可以分為「擷取式」與「生成式」兩種；擷取式的對話機器人從預先蒐集好的回覆答案集或者主題文件集裡面，找出和使用者當前對話比較相關的文句回覆給使用者。例如電腦自動從旅遊論壇上蒐集一些關於旅遊的討論和對話的資料，製作成旅遊主題文件集，假設使用者和對話機器人聊到了台北適合去哪裡玩，機器人軟體就可以直接回覆給使用者關於台北旅遊的相關對話。

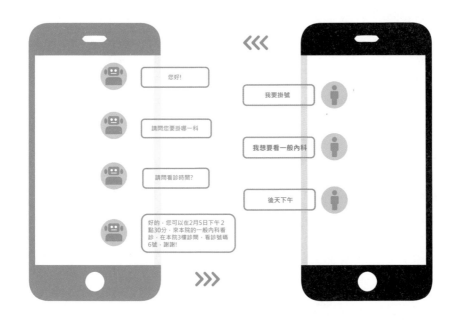

圖六　醫院掛號機器人之對話範例

和擷取式的對話機器人不同，生成式的對話機器人在進行回覆時，並不依賴任何蒐集的對話和文件，而是直接透過模型產生回覆。通常生成式的對話機器人會使用深度學習的技術，建立神經網路模式並透過在大量對話集上進行訓練，最終促使神經網路學習到對話之間句子的共通模式。當神經網路學到了對話模式，在使用者說了一句話之後，就可以根據這些模式直接產生合理句型回覆給使用者。

設計對話階段和轉移機制

通常在建立對話機器人的時候，會先定義對話的階段以及階段間轉移的條件，來達到對話的記憶和關聯性。以醫院掛號機器人來說，階段之間的關係就會是對話機器人對使用者問好之後，對話進入掛號的階段，根據使用者說的科別及時間資訊來決定是否結束對話，或者告知使用者醫院看診有一般內科、消化內科等，或者確認後天正確日期。對話階段的設計和轉移機制，在對話比較多輪的情況下會很複雜，是特別需要花時間設計的部分。

最後一個部分的自然語言生成是根據當前對話階段，以及使用者說的關鍵詞，產生資訊回覆給使用者。通常的作法是套用某些特定的格式，並根據使用者的話填入特定的格式產生回覆，這些特定的格式稱為「模板」。以掛號對話的範例來說，在最後一句確認部分的模板就會是以下這個樣子：

您可以在｛看診日期／二月五日｝｛看診時間／下午兩點三十分｝來本院的｛掛號科別／一般內科｝看診，在｛地點／本院三樓診間｝，

看診號碼﹛看診號碼／六號﹜。

　　這些以大括號標註起來的部分就是從前述理解步驟獲得的資訊，並經過比對以及計算用來填入模板中產生回話，如圖六（P.113）所示。模板的設計和使用者收到的回覆有直接的關係，因此需要有合理的設計。

對話機器人的應用

　　任務型的對話機器人通常需要由建立對話機器人的團隊事先定義許多領域知識，例如模板、關鍵字資訊、對話的階段等，自然會花費時間來設計；而在自然語言處理技術與對話之間有很緊密的關係，導致改變某一個部分就會牽動整個系統，因此建置和更動的成本可能會較高。

　　閒聊型對話機器人相對於任務型來說，需要事先定義的部分比較少，但是回話的領域通常較廣，要產生順暢合理的回覆是有一定難度的。此外在資料蒐集的部分需要多下工夫，因為當使用者說的話，無法在回覆集找到很好的回覆，可能就會產生不符合使用者期待的回覆，容易被看出破綻，若資料不夠多時，使用者也有可能經常會得到相同的回覆。另外在神經網路的語料和訓練方式，也會決定生成出來的回覆品質，如果學習的不夠好可能會有答非所問，或者產生的句子不符合邏輯語法的問題。

　　近年來 AI 深度學習的方法應用在電腦理解人類語意上的突破，也讓對話機器人的研究與應用帶來許多新的可能性，例如在金融科技上的理財機器人、在公司官網上的客服機器人、在智慧醫療上設計的網路衛

教機器人或是出院準備衛教機器人等。為了讓對話機器人能夠順暢地和使用者聊天，許多國外研究提出了各式各樣的新穎方法。

例如有些研究結合擷取式和生成式閒聊機器人的優點，當對話機器人無法從資料庫裡面擷取出適合的回覆時，直接利用模型生成回覆給用者，讓使用者得到尚可接受的回覆。另外為產生流暢的對話，在回覆每一句話的時候，要考慮到之前和使用者說過什麼，也就是要對話機器人回覆時具有考慮上下文的能力，一般依靠大量的對話資料集來訓練會是較佳的方式，然而大量的對話資料不一定有辦法在每一個應用領域中取得，因此有些研究人員會設計讓對話機器人和對話機器人彼此互相對話，加上一些訓練資料，來讓對話機器人變得更會聊天，也是很有創意的做法。

那麼台灣產業的機會在哪裡？號稱「開口就能獲得想要的資訊」「輕鬆動口免動手」的智慧音箱或是喇叭已經成為現代人獲取資訊的方便工具，從亞馬遜的智慧音箱到谷歌的智慧喇叭，或是國產的華碩小布，皆為透過機器學習、自然語言處理等 AI 技術，配合特定設計之使用情境分析，做到理解語意與即時回應，提供使用者需求的資訊與服務。國內產業界若能以智慧音箱之硬體為輸出框架，發展多樣性服務之軟體應用，就有可能開創另一片人工智慧在自動對話應用的天空。

12　「Google 大神」連看病都行？

　　世界各國的醫學資料庫蓬勃發展，促使各式具有醫療知識的對話機器人產生。電腦系統中能保存大量具公信力的資料，以及隨時隨地可搜尋的特性，不僅能讓民眾不受空間、時間限制地查詢和了解自身症狀，更可以輔助醫療人員看診，讓就醫的流程更流暢。

　　現代人生活繁忙、壓力大，身體時常會有些小毛病，例如頭痛、腸胃不適等，這些問題雖會影響生活品質，我們通常不會特地去看醫生或是檢查，反而會先上網問 Google 搜尋引擎，所以就有了「Google 醫學」這個名詞[1]；但這些不適徵兆稍不注意的話，往往可能會釀成大問題。

　　所以我們開始想像若有個不打烊的家庭醫師顧問，能隨時隨地提供給我們醫療、飲食、藥物或是就診等各方面的建議，不但能讓人們對自己的不適情況有初步認識，甚至到醫療機構看診時，也比較不會因為看錯科別等問題，而延誤黃金醫療時間。

醫療主題對話機器人

　　雖說這樣的醫療諮詢有其必要性，但投入專業醫護人員專司此一業

---

[1] Dean Giustini, "How Google is changing medicine", BMJ. 2005 Dec 24; 331(7531): 1487–1488.

務，以成本而言似乎又不切實際，於是開始有電腦科學家提出讓「醫療對話機器人」來負責這項工作。目前對話機器人成功應用在生活助理、客服問答、點餐服務等，若在醫療場域中推出對話機器人提供服務，不但諮詢時間不受限制，甚至患者提較為隱私的問題時，也比較不會有所顧忌。

事實上在醫療場域中，也很適合應用到這樣的對話技術，例如醫生看診或是進行衛教等，都具有類似的對話特性。想要打造醫療主題的對話機器人，針對使用者對話進行簡單的診斷，就要讓對話機器人先學會足夠的醫學知識，例如嘗試讓電腦透過閱讀或學習維基百科，或者結合一些特定領域的醫學資料庫，來讓對話機器人具有一定程度的知識。所以一些新創公司的科學家們就開始尋找合適的資料庫，來教對話機器人學習醫療知識。

目前因為國內外的醫療資訊分享平台已日漸增多，從最早期的免費醫療與疾病知識介紹網站，逐漸轉變成醫療院所主動提供具有公信力的衛教資訊及醫療資訊，最後進展到背後具有商業模式的醫療資訊分享平台，甚至於結合社群的力量，串聯了病患、醫師、產業界，以不同面向的醫病關係為訴求，共享醫療知識，甚至一起開發新療法。

當然在網路上出現的醫療「假新聞」多如牛毛，因此具公信力的機構在網路上所提供的醫療資訊，也是另一種可以信任的健康知識來源，例如國內衛福部及所屬機關建立的各種疾病專區、疾病防治網、健康促進與便民服務資訊、衛教宣導專區，都是民眾可以直接查詢醫療知識的管道。

美國衛生機關與醫療產業的作法

在國外像是美國國家衛生院（NIH）與國家醫學圖書館（NLM）合作建立的網站 MedlinePlus 就是一個很好的例子。該網站提供大量醫療知識百科、專文與影片、專家依據健康主題撰寫的介紹，內含有超過一千種疾病之症狀、致病可能原因、典型治療方式與如何預防，並可以使用超過五十種語言來查詢資料。

這些資料並不是艱深難懂的學術論文，而是以科普的方式呈現，讓民眾能輕易讀懂，收錄各臨床科部學會之網頁資訊、臨床試驗資料與解讀方法，以及各種藥物、天然草藥、維他命補充食品之說明。最近還以數位雜誌的方式發行，並以臉書、推特、YouTube 等新媒體與民眾互動，成效相當良好。內容也有以醫學詞典的方式提供資訊，外加藥物之索引與醫學新聞報導，甚至於提供各式健康食譜供民眾參考。

以上述的資料庫發展狀態而言，已達到足以打造醫療主題對話機器人的基本需求，因此開始有了各式各樣具有醫療知識的對話機器人問世。

而 WebMD、Your.MD、Buoy Health、及 Healthline 這幾家公司則是以類似醫療媒體的角色面世，因為美國醫療產業受相關法令嚴格管制，迄今仍然無法同意在無醫師在場之情況下，進行電腦自動問診，故而發展成類似醫療媒體的模式，主要讓一般民眾充分了解自身的症狀，而後做出可能的疾病與就醫科別的建議。同時避免因為民眾對自身的疾病症狀初次描述時過於籠統，不易判斷及歸類，所以後端的 AI 系統提供更多子項目的選擇，引導民眾對症狀做更深一步的敘述，更清楚確認

症狀的細節，就醫時也能讓醫病之間的溝通更流暢迅速。

可能讀者覺得這樣的 AI 系統已經可以提供民眾很大的就醫方便了，但事實上早在醫師的社群裡面，就已經有了類似進階版的 AI 醫療問答系統。這樣的系統在後端利用自然語言處理技術加上對話機器人，讓前端的臨床醫師分享或求助診斷上的經驗（當然也有些醫師戲稱其為典型的群眾外包）；這些系統大致上是以付費會員制的形式加入，協助臨床醫師分享較為困難的診斷案例，可以讓會員提問、分享案例、以及討論。像是 Medscape Consult、Figure One、HealthTap 這幾家公司，都已發展行之有年而且深受臨床醫師喜愛的電腦輔助工具，當然也特別針對新世代年輕醫師在智慧型手機上開發行動版 App，隨時隨地查詢或是分享診斷案例。

世界各國在醫療資訊問答（QA）系統上的發展

隨著現代人生活步調越來越快，大海撈針式的查詢功能已經無法滿足使用者需求，人們開始期待想像是否有能像好萊塢電影《AI 人工智慧》（*A.I. Artificial Intelligence*）中，無所不知的 Dr. Know 一樣，像是投幣式機器，可以直接詢問問題並會回答正確且令人滿意答案的機器人。

美國

IBM 的「華生」因此而生，它被設計成能使用自然語言來回答問題的 QA 人工智慧系統。後來 IBM 公司接著推出數種 QA 醫療機器人解決

方案，例如：華生癌症治療輔助系統（WfO）。這是一種輔助腫瘤科醫師的人工智慧軟體工具，並宣稱未來會隨著多種應用的導入而增長其智慧，當年在美國新聞媒體的廣告是──「華生進醫學院讀書了！」

目前在人類癌症的研究方面，已有幾所醫學機構利用華生系統進行大量的醫學資料分析，其目的在短時間內消化分析大量的癌症醫學研究文獻與報告，號稱可以每年閱讀並理解超過五萬篇新癌症相關報告的速度，未來將成為腫瘤科醫生的得力助手。該輔助系統會在醫生問診之後，立即將病例報告、理學和影像檢查數據等載入人工智慧知識庫，計算治療成效、副作用、與五年存活率等參考數據，同時針對該病患提供個人化的診治建議；目前該方案在理想的情況下可以省去醫療人員閱讀大量文獻的時間，聚焦在該給病患的關懷與該注意的關鍵處，這對爭取時效的病症來說是相當有說服力的。迄今全世界有數百家醫院採用該方案，主要的做法為電腦自動提供「建議」、「可以考慮的建議」及「不建議」三種治療方案，腫瘤科醫師再以自己的臨床經驗，判斷適合病患的治療方案。

經過近兩年的全球測試，原本應該為醫療保健領域帶來革命性的改變，然而在醫療隱私、診療效果爭議及其他類似商品之劇烈競爭下，再加上幾件與大型醫院的合作也因無具體成效叫停；其中與癌症治療鼎鼎大名的 MD Anderson 醫學中心投下至少六千萬美金巨資，結果幾乎所有預設的目標都一再延後而無法達成，甚至於 IBM 公司宣稱在特定癌症治療建議之種類，也不斷更換卻從來沒有成功過，最終以撤資失敗收場，可說到目前為止醫療資訊問答（QA）系統之發展成果不盡人意。

德國

同一時期於德國柏林成立的醫療科技公司 Ada Health，則採取了截然不同的商業模式，公司初期由設計量身訂作之 QA 醫療對話機器人，轉變其商業模式而成為個人化的醫療知識提供者，由專任之醫師與研究人員集結了大量經過篩選與註解之醫學文獻，這些有價值的醫學文獻提供了讓使用者相當滿意的客製化知識來源，同時也能像家庭醫師呵護患者及家屬一般，隨時提供豐富的醫療知識，以確保由個人到家庭進而到社區的完整健康照護網；而這樣的經營模式，似乎相當受到西歐國家的青睞。

英國

此外，在英國倫敦二〇一三年成立了 Babylon Health 新創醫療科技公司，目前市值近二十億美元，則是透過手機行動裝置上的簡訊與視訊互動，提供醫師或醫療專業醫護人員之醫療諮詢建議，目前該項醫療服務已經擴展至數個國家包括英國的病患都在使用中。該公司一年前曾與英國國家健康部（NHS）合作，推出一個很方便的 QA 醫療知識對話機器人，該智慧型對話機器人在幾項疾病症狀檢視上，號稱幾乎可以達到與一般臨床醫師同等的專業度。

後來該對話機器人基於病患診斷安全因素的考量而被下架，網路一片譁然，甚至有人宣稱是英國政府刻意拿著放大鏡在檢視該服務才會如此。目前該公司已進一步推出一項服務稱為「醫師在手」（GP at Hand），可以允許付費會員直接送出醫療上的問題或是照片，然後由該

公司的後台醫療服務團隊包括合格的醫師、護理師或治療師負責回應。使用者甚至可以直接使用手機與臨床醫師對話，直接回應的問題通常包括常見的醫療主題，像是發燒、喉嚨痛、過敏、皮膚發炎或是感冒等問題，同時也能轉介會員給更適合的專科醫師，或以電子郵件直接郵寄處方箋給會員到就近的藥房購買適合的藥物。可想而知，坊間及社群網友對於該產品的認知程度相當兩極化，部分會員推崇備至，其他人則不推薦，甚至還有醫師撰文批判其可能之風險。

中國

中國近幾年也興起了幾個相當受一般民眾歡迎的線上問診網站，「尋醫問藥網」公司就是一個很好的例子。該公司的快速問診服務號稱有問必答，在中國的相關醫療法規對於該範疇尚未明文規定的情況下，該項服務仍遊走於法律邊緣，亦即使用者必須自行評估醫療資訊是否合理。

此網站初期主要之產品定位為提供醫療資訊，類似醫療版的專用搜尋引擎。透過強化使用者提問之使用體驗，逐漸吸引使用者以增強其黏著度，如同行銷公司般結合醫療院所為患者或一般民眾服務，除了經營社群平台粉絲團，在過去的十餘年間默默蒐集了數千萬筆使用者問診的資料，甚至主動提供「好醫師推薦平台」，讓名醫能夠化身為「網紅」，與病患近距離接觸，進而增加病患之黏著度。

目前其服務涵蓋從診療前的線上自我檢查、線上問診諮詢、專家電話諮詢、藥品查詢以及購買非處方用藥等。同時該公司為了實現真正的

線上醫療，還提供了找專科醫生、推薦藥品、提供健康資訊及健康百科知識等功能；此外，網路預約掛號、疑難重症的名醫電話問診，以及診後的康復、看診時之資料追蹤、健康管理等完整的就醫環節皆已納入考量。

在這個平台上，可以看到整個醫療健康產業鏈的生態系；如各方角色的扮演，包括醫療院所、醫藥產業、醫藥物流、保險公司以及與診斷相關的醫療器械等，當然背後也牽動了整個醫療體系和完整的健康產業鏈。此外該網站也建立了一個完善的藥品知識庫，將藥品和症狀匹配，提供使用者有參考性的建議。在平台的後端也有付費的醫生和執業藥師提供用藥諮詢，可見單是在藥品的議題上，已經逐漸建立了完整的行銷電商平台，其最終目標是完成從醫到藥流暢使用之整合，可以看出是商業行銷相當成功的醫藥網購公司。

無庸置疑的是，不可能有任何一位醫師能夠像電腦一樣，精準地記得每一篇醫學文獻記載或是每一個醫療案例，醫師有可能會看診疲勞、有診斷的盲點或偏見，甚至於生病，這些因素都有可能影響判斷力，當然這也正是電腦系統的絕對優勢，端視這一群電腦科學家如何將這些優點發揮到極限，甚至落實到臨床應用上。醫療實務上較為細節與複雜的情況，仍需要專業醫師來判定，但簡單的問題可以使用機器人自動回覆即可，如何讓對話機器人結合充足的醫療知識，給予使用者正確的回覆，進而獲得良好的使用者體驗，是未來智慧醫療很具挑戰性的議題。

13　殺手級應用「AI 線上即時問診」出現了

　　既然醫療資訊問答的對話機器人技術有了飛躍性的進步，那隨時「上網看病」是否可行？對民眾來說，無非是一項便利且能緩解醫療資源不足的服務，但對臨床醫師來說，卻質疑病人能否確實傳達身體狀態給冷冰冰的電腦系統，而醫療又是快速演變的科學，對 AI 系統的訓練來說會是極大的挑戰。

　　聽到「自動診斷」這個名詞，很多人第一時間會想到是否醫師的專業將要被取代？

　　臨床上「診斷」本身就是一個複雜的問題，過去古早年代，一個小鎮裡只有一位醫生，又必須看所有人的病；後來的醫療大致分為內、外、婦、兒四大科，現代醫學系統訓練上則有專科、次專科、以及次次專科的分類，這與過去是大相逕庭的。然而目前已知的人類疾病大約有一萬種，不可能有任何一位臨床醫師能夠輕易地記得，或甚至只是熟悉一小部分的疾病明顯症狀就已經很難得了，這個時候以電腦具有的幾乎無限大的儲存容量，再加上鉅細靡遺的症狀描述記錄在資料庫，若能設計一個優良的電腦推論機制，這時實現 AI 即時線上問診就不再是不可能的任務了。

「一分鐘診所」

前文提到對話機器人技術的進步，明顯可以在醫療的領域上帶來便利，所以就有人想到了，生病時是否可以隨時上網看病？這幾年在中國竄起的「平安好醫生」線上健康諮詢平台，就是以自有醫療團隊加上領先的 AI 醫療技術，在各地區實際與三千多家醫院和數萬家基層診所合作。

這項醫療服務解決的痛點是過去在中國排隊看醫生的時間動輒數小時，但平均診斷時間僅有短短三到五分鐘。二〇一九年該公司正式推出商業化運營的無人診所，特別是二十四小時營業的「一分鐘診所」，開發這項服務主要是希望透過外型類似自動販賣機的無人診所，提供民眾即時的醫療服務，緩解中國醫療服務資源不足的情況。

這種醫療服務的商業模式是結合線上諮詢、智慧診斷和智慧醫藥零售的服務；在使用該問診服務時，病患第一步會先接觸虛擬 AI 醫師，AI 醫師透過對話機器人技術，加上圖文輔助和病患進行對話，將患者病情整理清楚，並提供初步診斷建議後，再由有經驗的真人專科醫師進行更為個人化之補充問診，以確保整個問診諮詢流程的準確性。同時於類似販賣機的診所內儲存超過一百種常見藥品，在醫師問完診開立處方後，可以像自動販賣機一樣直接購買需要的藥品，若未能擺放在販賣機的藥品，會員也可以透過線上 App 購買，在一小時內由附近合作藥妝店提供送藥服務。

為了能夠更精準理解患者表達的疾病症狀之語意，這套智慧問診系

統經過了長時間的測試，據說由數百人組成的 AI 團隊研發，先整理過去經過內部蒐集超過三億項問診及諮詢資料進行訓練 AI 模型，號稱已經能處理超過兩千種常見疾病，對數萬種醫療服務和健康問題可做到即時問答。目前「一分鐘診所」已為超過三百萬會員用戶提供包括問診諮詢、用藥建議、付費購藥等自助式醫療健康服務。同時每位患者的平均就診時間不到五分鐘，明顯看出透過 AI 和對話機器人的技術增進了民眾就醫的便利性。

醫療資訊分享社群平台

另外美國在網路上有另一類型的醫療資訊分享社群平台，透過蒐集由病人主動提供的個人臨床資訊與大數據分析，讓病人可以與其他不認識的病友之間分享彼此的治療經驗，或是自我追蹤病況與療程，同時協助病患找到最適合自己的療法。這類平台將病人、醫師、研究人員、藥廠，甚至醫療產業串聯在一起，透過資訊的分享與互動，期待病友彼此互相支持，並進一步共同開發新藥與新療法，也是一種可以期待的商業模式。

PatientLikeMe Inc. 這家公司近年來崛起於醫療相關法規一向嚴格的美國，就是一個相當成功的醫療資訊共享平台例子。該公司以「像我這樣的病人」來命名，號稱是全世界最大的個人化健康網路公司，以醫療照護與研究的網路社群化來經營，目前已有各年齡層共六十萬名會員，宣稱已蒐集及追蹤近三千種完整的疾病治療方式及資料，且會每日更新。

公司的創始故事是來自一個家庭的三個兄弟，其中一位史蒂芬

（Stephen）在相當年輕的二十九歲時被診斷為漸凍人（ALS），接著家人努力蒐集各式各樣的醫學知識，希望連結患有漸凍人的所有家庭，互相支持與分享就醫經驗，期待能共同為漸凍人這樣的絕症奮戰。

然後在好友傑夫（Jeff Cole）的認同與協助之下，共同成立了這家公司，當然史蒂芬也順理成章地成為公司的第一號病人，提供自己所有的檢驗及臨床資訊給大家，以利未來之大量資料分析，接著奇蹟似地陸續收到其他漸凍人病友自願上傳的醫療資訊，彼此分享治療經驗，然後不斷擴展到現在的規模，包含其他種疾病之社群與討論治療方式。

在初創十年內該公司以免費加入即可成為會員之商業模式，擴展到今日的規模，這也是典型在網路世界裡成功聚集社群網民的例子。社群的力量可以匯集大量的病友在一起，因此可以蒐集不同療法的效果，當然也透過彼此的分享與學習，讓症狀可能得到控制，同時患者與家屬的內心也可以得到支持與平撫。

另外，該平台會員最有感的功能，就是在疾病或是某些症狀的治療期間，當醫師開立新的處方用藥，在服用藥物時經常會有期待或是心存疑慮，但是透過這個會員式的社群平台，可以清楚看到其他跟自己患有同樣疾病的病友提供的治療資訊；除了可以看到在該疾病統計上的程度與治療方式之外，也可以看到病友們服用某一特定藥物（或進行某一種療程）後所主動回饋的資訊；例如服用後副作用嚴重程度的統計資料、服用者對該藥物的所有正負評價等，可見該公司號稱擁有數千萬筆的醫療資料應該不是誇大。

當然從另一個角度來看，這個社群平台也間接蒐集不同的年齡層、

遺傳資訊、營養資訊、心情狀態、社經地位、病患之身體健康狀況，以及其他醫療狀況對病人的影響，例如，共病的現象，甚至於病患受邀參加訪談之紀錄等相當充足及有價值的資訊。

　　該公司曾於二〇一七年風光融資籌得一億美元，由 iCarbonX（中國碳雲智能）公司成為集團控權股東，並且提出一個雄才大略的 DigitalMe 計劃。後來因某些政治因素在二〇一九年六月被併購而成為美國最大健康保險集團聯合健康（UnitedHealth）旗下的醫藥與健康研究公司。

醫療科技主導之個人健康資訊管理系統

　　前面提到的這家赫赫有名的碳雲智能公司成立於二〇一五年，是由華裔遺傳科學家王俊在離開曾經是中國最大的基因定序公司華大基因（BGI）後創立的公司，以騰訊公司投資為主，發展不侷限於診斷與治療領域上，以數位醫療科技主導並建立個人健康資訊管理系統為目標，鼓勵會員使用者構建專屬的數位生命帳戶，經由對健康狀態的全面檢測和持續監測，期待可以預知個人身體健康隨著時間變化之長期趨勢。該公司不僅創立了 Digital Life 聯盟，建立了一個完整的健康科技與產業合作之生態系統，期待數位化所有關於生命健康與致病狀態的所有資訊。

　　而這個創新的暢議正引領一場後基因體學時代的健康革命及趨勢，用數位化的方式去記錄每一個人的生命狀態指標，目前以透過健康會員或是病患實際生活經驗與資料蒐集為主，進而運用先進的人工智慧技術，並應用次世代生醫檢測與機器學習分析技術，加速了解疾病本質及人類健康之基礎，對大量群體的生命大數據進行分析。

到目前為止，該公司雖然沒有具體的成果向公眾發佈，但經由持續模擬人類個體本身的特質和規律，再從中蒐集有關健康、疾病和衰老的預警信號。可以想像一下不久的將來，每個人都可以親手參與解讀並掌握關於自身健康的所有資訊，以大量群體實證的醫學資料為基礎達到該目的，終極目標當然是期待每個人可以更好地管理自己的健康。

另外一家曾經被《華爾街日報》（*The Wall Street Journal*）以及《富比士》（*Forbes*）雜誌引述消息稱是相當具有潛力的另一家線上問診公司，叫做 Buoy Health，該公司主打「當你覺得似乎生病時，它是隨身疾病症狀檢查器」，強調使用者感覺不舒服時，透過詢問一系列有關於個人健康史的問題，提供你答案和建議治療計劃，甚至於就像是能提供警示的個人隨身家庭醫師。

這個可以從網路下載的隨身 App，背後有大型保險公司股東在強力支持，後台所使用的人工智慧引擎可不簡單，除了可以透過問答蒐集關於個人病史的資訊，經過這樣來回問答可大幅縮小範圍以及提高診斷的精確度；當然能做到如此精準的疾病資訊提供與診斷，實際貢獻則來自於數萬篇關鍵的臨床醫學文獻，敘述與比對數千種醫療狀況，目前該公司有接近六百萬固定會員客戶，甚至宣稱每年有數千萬人使用過該 App 軟體。

當然有不少的臨床醫師，對這類的線上問診嗤之以鼻，他們認為一般民眾要正確的表述身體的不適就已經非常困難了，更不用說透過文字的描述方式，能否確實的傳達身體狀態給冷冰冰的電腦系統，這是很大的問題；加上對於身體不適的感受，往往因人而異，不是 0 與 1 這樣絕

對的表述，例如像胸口疼痛、胸悶的差別，或是胸口有收縮式的疼痛、前胸有沉重感、燒灼感；試問有多少患者能夠在手機 App 內正確打上「胸口疼痛伴有虛弱感、出汗、噁心、嘔吐、頭暈及明顯的不安」這類症狀訊息？如果沒有辦法做到，那非常可能會錯過這個心肌梗塞的預兆症狀。所以仍然有不少的醫護人員，對於以電腦提供的線上自動問診，仍然抱著懷疑的態度。

　　除了線上 AI 問診可能帶來許多的不確定性之外，人工智慧的可解釋性其實非常重要，無論是醫療決策上的分類或是標註問題，若是沒有辦法解釋人工智慧的思路，我們往往沒有辦法對系統做適當調整。醫療是一個快速演變的科學，可解釋性緊緊連結著可調整性；若是 AI 系統不可解釋那也就必然不可調整；或是說只能藉著改變訓練資料集來重新訓練。

　　醫學的演進對於幾乎所有的疾病，在不同的時間點會有不同的解釋，導致對於 AI 模型應該有適當調整的需求。若是沒有發展可解釋性，電腦科學家也無法知道如何在系統中做適當的調整，只好使用全新的訓練資料來修正系統。此外，目前在深度學習方法當中，人工智慧往往需要大量的資料，但是對於罕見疾病，天生就缺乏大量資料可供訓練，這似乎是一個無解的問題，所以如何發展一個可解釋的 AI 系統顯得格外重要。

延伸閱讀　**主題相關之新創公司及產品**

Ada		Inovia AI	
Augmedix		MedWhat	
Babylon Inc		Orbita	
Buoy Health		Sakara	
Cleverbot		Sensely	
ElliQ Bot		Woebot	
Healthline		Your.MD	
Howdy.ai		叮咚（DingDong）	
IBM Watson Health		科大訊飛（iFlytek）	

第 **5** 章

遠離憂鬱
──憂鬱情緒的變奏曲

心理及精神疾病之範疇相當廣，例如 **bipolar disorder, schizo-phrenia, major depressive disorder, anxiety disorder, OCD** 等皆屬之。

人們對憂鬱症的認識不深，在醫學發達的今日仍有部分心理疾病尚未被完整探索清楚；以下是百年來為精神疾病所苦的古典音樂作曲家，這些偉大的音樂家未能被當時社會接納，而獨自度過憂鬱的歲月，卻依然努力不懈創作，譜出生命中美麗與感人的樂章。

讓我們向他們致敬！

巴爾托克（Béla Bartók, 1881-1945）匈牙利作曲家
白遼士（Hector Berlioz, 1803-1869）法國作曲家
布魯克納（Anton Bruckner, 1824-1896）奧地利作曲家
荀白克（Arnold Schoenberg, 1874-1951）奧地利作曲家
蕭士塔高維奇（Dmitri Shostakovich, 1906-1975）俄國作曲家
舒曼（Robert Schumann, 1810-1856）德國作曲家
史克里亞賓（Alexander Scriabin, 1872-1915）俄國作曲家
柴可夫斯基（Pyotr Ilyich Tchaikovsky, 1840-1893）俄國作曲家

14 情緒的五十道陰影

現代文明病日漸增加，有關心理狀態的議題持續受到重視，複雜難懂的心理狀態變化若能藉由資訊技術的科技，仔細記錄觀測，也許可提供學者進一步了解心理疾病的研究資訊，甚至令人期待未來能使憂鬱遠離人們。

　　我在大學教書，長年和二十來歲的大學生相處，常會聽到一些很有趣的網路用語，像是「3Q」、「很機車」、「業配文」、「5樓的」、「洗版」、「很雷」、「超ㄔㄨㄚˋ的」……，這些有趣的用詞，完全沒有標準且種類非常多元，偶爾媒體會討論這些新興的次文化造成的影響，不過這就是年輕族群間流行使用的融合式語言，久了也見怪不怪了。

　　幾天前在電梯裡聽到一句：「最近水逆，諸事不順。」讀者是否也曾聽過諸如此類的用語呢？

　　原來「水逆」這個字眼在日常生活中並不陌生。在占星學上水星象徵著資訊的傳遞與交流，水星逆行的期間，常容易被各種意外打亂陣腳。例如在感覺生活不順遂的時候，往往會感到沮喪，如過於頻繁，偶爾會使人陷入一種無法擺脫的負面情緒漩渦之中，像被日常種種細微煩人的瑣事慢慢地扼緊脖子，喘不過氣來，有時自己卻無法覺查。

憂鬱情緒的變奏曲

　　一般人了解「情緒」是一種複雜心理狀態的通稱，傳統上華人常用來表達自己心情的通俗說法，例如喜、怒、哀、樂，比較像是一種感情狀態表述的說法，也是容易與情緒混淆的概念；當然情緒還有許多更為細緻，包括正面與負面的表述，而這些我們與生俱來的心情與觀點每天發生在生活周遭，也傳承了千百年來人類生活上的精彩故事。

　　傳統價值觀崇尚「堅強」的美德，當過大的壓力造成情緒崩潰時，常被認為是「意志力過於薄弱」，而非考量個人的承受程度差異，因此華人社群中，即使陷入情緒的漩渦中，也畏懼求助心理醫生。心情好壞或情緒起落不一定與憂鬱症有直接關係，然而現代人生活普遍緊湊，時常處於高壓狀態，很多人已壟罩在憂鬱症的高風險中卻仍不自知。

　　長時間的抑鬱如悲傷、憂鬱、焦慮等，甚至是身體功能失調、食慾減退、睡眠紊亂，都可能是憂鬱症的前兆。但因大多數國人對憂鬱症的認識不深，而誤以為這些毛病只是「心情不好」，不用理會它，過段時間自然會改善，不需治療。其實憂鬱症的成因包含遺傳、心理、社會、環境等因素，並且有很高的復發率。

　　根據公衛組織之調查，憂鬱症患者中每一百名約有五十人會復發，其中三十五人甚至可能面臨第三次復發。由於現代人文明疾病日漸增加，因此有關心理狀態、情緒狀態、憂慮與壓力等照護議題，也日漸受到重視。世界衛生組織（WHO）甚至預估，二〇二〇年因為壓力造成的憂鬱與其他相關疾病，在全球十大疾病與傷害排行中，將會攀升到第

二位，僅次於心血管相關疾病。

憂鬱如何自我覺察？

　　根據公衛調查，平均每四個人中就有一人可能有憂鬱傾向且需要專業協助。「Science Daily」科學新聞網站的報導也指出，憂鬱情緒會降低工作效率，甚至影響生活品質。由此可知，即使沒有確診為憂鬱症，憂鬱情緒也已經干擾到日常生活了。

　　但憂鬱情緒等於憂鬱症嗎？其實兩者並不同。前者是每個人都會有的壓力反應，當我們遇到不順心、難過的事件時，會感到挫折、情緒低落，但事件過後將雨過天晴，憂鬱情緒便會慢慢好轉；然而憂鬱症，即使在事件過後許久，仍然難以從負面情緒與思維中脫離，對原本喜歡的事物會失去興趣，且持續很長一段時間，甚至出現生理劇變及心理障礙，對個人生活造成重大的干擾及傷害。倘若未能適時紓解憂鬱情緒，不僅影響生活品質，也可能會造成周遭親友的困擾。若想避免惡化，自我追蹤與自我覺察是有效的方式。

　　在心理學有一種「生態瞬間評估法」[1]的憂鬱症療法，這種概念就是透過收集使用者當前的狀態、徵狀與心境，判斷使用者的情緒感知並給予適當的協助。另外，有許多研究利用額外的感測裝置連接到智慧型手機，藉著長時間收集使用者的生理資料，例如以心率變異度（HRV）

---

[1] 生態瞬間評估法（Ecological Momentary Assessment，簡稱 EMA），是一種即時回報受試者狀態的資料收集法，常於心理學或醫學實驗中使用。這種評估法有一個最大的特點，就是能夠有效避免事後回憶造成的偏差。

之量測值，用來研究焦慮症、憂鬱症之間的關係。以焦慮症來說，HRV 的降低意味著副交感神經調控的減少，可能造成自律神經系統失去調控彈性，導致適應壓力之能力降低。目前已知憂鬱症患者的 HRV 值普遍偏低，在過去的研究也證實低的 HRV 值和抑鬱或焦慮之間的風險有直接的關係。

多年來心理學專家對情緒的分類做了相當多的研究，如情緒的分布以一個二維空間，由「正負感受」及「強度」兩個向量組成，是相關研究中較常使用的方式，這個量表很適合分析兩個向量的表現並加以分辨情緒。「正負感受」所表示的是情緒的強度，範圍高低從激動到冷靜，「強度」則表示情緒的評價，範圍從正向到負向，不同的情緒會依照強度評價來做標記。

一般而言，量化情緒的專家常將人類的基本情緒分為：恐懼、生氣、快樂、悲傷、感謝、厭惡、期待與驚訝，認為常人的一切情緒都由這八種基本情緒組成。相關研究利用情緒在這八種元素上的變換來比較不同情緒表現的關係。另外有一些研究學者額外設計了一維指標，從「完全沒有」到「極度嚴重」，將情緒程度分為十一個等級。經過一段時間的記錄後，研究人員會與情緒低於平均值的受評量者討論，並安排其參加心理或精神科治療，以改善他們的情緒，並幫助他們提升自我的覺察能力。

情緒追蹤 App

現代社會中，不管是街邊、公車捷運上或其他公共場合裡，常可見

到人們拿著智慧型手機當「低頭族」，沉浸於螢幕另一端的世界。當人對手機的依賴性日益升高時，從手機操作習慣中可一定程度地反映出人的心情及感受，也因此近年來出現了不少分析手機使用者情緒狀態的研究議題。早期的研究多半以手機基本功能來分析，例如通話、簡訊等，只有少數研究是透過使用者對手機螢幕的點擊，或拖曳動作來判斷使用者的情緒。智慧型手機除了有基本的手機功能外，貼近生活的 App 程式也是一個重要的聯外窗口。若能針對使用者在手機上操作的 App 特性及軌跡做分析，應能更有效地評估使用者的情緒狀態。

目前支援智慧型手機的應用程式中，已出現幾款情緒標記的 App 軟體，可幫助使用者了解自我的心理狀況，由此可見情緒相關議題已受到手機程式開發者的重視。以歐盟支持的 MONARCA 計劃為例，可利用智慧型裝置進行躁鬱症病患每日的自我追蹤，特別是記錄心情、睡眠時間、酒精攝取量等資訊。此外，智慧型裝置也會自動收集使用者的通話頻率、通話紀錄以及活動量，再透過這些資訊持續追蹤患者的心理狀態，當發現異常時，管理個案之護理人員就會即時介入。

當然一般更精準的情緒追蹤方式需要外接儀器之訊號，這類方式若應用在手機上，會有電池續航力以及外接儀器對使用者生活介入的困擾。因此目前相關的 App 軟體都還是以使用者自行標記的方式追蹤，但這又可能造成了資訊遺漏或是資訊正確性的問題。

國外也有研究曾嘗試把傳統憂鬱症的療程移植到 App 應用程式中，讓憂鬱症病患試用，實驗證明實作於智慧型手機平台的憂鬱症療程，確實可有效改善憂鬱症患者的症狀。例如微軟公司的 MoodScope 系統曾

利用使用者對智慧型手機上的 App 操作紀錄，判斷使用者的心情，證明了使用者的內心情緒的確會反映在手機的操作上。另外，Mobilyze! App 則透過手機內建感測器量得的資料，加上使用者定時輸入的憂鬱情況資料來預測使用者憂鬱症可能發生的時間。

　　此外，近年來有關身心健康的醫療技術以及心理學中「正念」（Mindfulness）之概念，也都強調讓使用者了解自身的情緒狀況，並加以引導治療或改善。現今已有許多研究致力於透過智慧型裝置來判斷人的情緒，但情緒判斷後的接續動作也相當重要，例如需適度提醒使用者或推薦紓壓活動等，因此這類型研究的重點也在於：當系統判定使用者確實是情緒低落時，會以引導式對話協助其舒緩情緒，並告知其近況當作回饋，以提高使用者的自我覺察力。

　　在醫學界目前仍有部分心理疾病尚未被完整探索清楚，希望可以藉由資訊技術的新科技，來輔助對於人類情緒或心理狀態的觀測；人的心理狀態變化因為受到許多因素影響，常常是瞬息萬變的，若能更加全面的記錄觀測，也許可提供更多讓專家進一步了解心理疾病的研究資訊。期待未來能透過相關技術，真正使憂鬱遠離人們。

15　使用智慧型手機管理情緒

日常生活中最常使用的智慧型手機可記錄使用者的操作行為，在負面情緒上升時，「提前偵測」並推薦舒緩情緒方法，適時脫離負面情緒，讓智慧醫療更貼近、融入生活之中。

日前趁著學期告一段落，較為閒暇時，特意放自己幾天假到北港朝天宮一遊。幾年前來過，留下了深刻的印象，我從熱鬧的停車場進入後，就感覺到四周的紛擾沉靜下來。我找了一個不打擾到他人的位置，安靜地坐下來，享受寧靜的時刻，無意中察覺到前來參拜的人們大部分是──行色匆匆的來，匆匆的許願，又匆匆地離開。

宗教最初形成的時候是一種哲學，並不是專門為了滿足人們的願望而誕生。人有許多想法與世界運行的規則相悖，因而常感到痛苦；若能以平常心看待諸事，就能除去許多負面的情緒，背後的道理在現代科學上是一種「情緒管理」的概念，逐漸消除內在的負面情緒，便能走向快樂。

「提前偵測」負面情緒

根據衛服部統計在台灣約有兩百萬人有憂鬱症狀，占總人口比例的百分之八・九，平均約二・五小時就有一個人自殺，其中百分之八十七

為憂鬱症。心理疾病在現代社會逐漸普遍與被大眾認知，以前社會大眾所不了解的心理健康問題越來越受到重視，例如工作節奏快、壓力大的高科技公司，經常必須聘請心理諮商師，來協助紓解員工因長期工作壓力所造成的憂鬱情緒。

從這個觀點來看，其實 AI 可以更貼近我們的生活，例如有一家新創公司 BioBeats，注意到一般人們生活上產生的壓力，平日些許的工作壓力如果長期累積下來，可能會引發心理健康的問題，但是現實上往往受限於無法持續監測壓力，因此該公司設計了一套穿戴式的裝置，可以量測心率以及皮膚電導之訊號，透過藍牙傳輸至手機上，配搭使用的 App 就可以即時監測並分析使用者壓力狀態，經由預測，在使用者產生壓力時，進行舒壓的管理與指導。其中的訊號分析與預測系統，就是使用了典型的深度學習之 AI 預測模型，該公司目前已提供給多家公司使用，作為員工促進心理健康管理的小幫手。

心理疾病在情緒表現與活動狀態之間有一定關聯性，因此需要有一個能實時觀測使用者活動狀態的媒介，手機目前是最普及而且與個人活動關聯性最強的理想選擇。想像一下透過在手機上設計一個像是行車記錄器的小工具，記錄手機使用的歷史軌跡，透過負面情緒管理 App，即可分析個人的操作手機行為，且在發生不尋常活動時（例如狂發簡訊、馬上又猛收信等現象），App 分析到使用者的負面情緒正在上升，此時就會跳出一個警示訊息，提醒使用者應該休息一下或到戶外走走，藉由紓壓方式來趕走負面情緒，達到「提前偵測」的目的，這也是心理醫師建議的自覺式健康情緒管理方法。

　　當然如果長期處於壓力累積的狀態下，對負面情緒的自我覺察力可能會越來越低。若有一種機制能輔助提升自我覺察力，即時提醒當事人於挫折時進行紓壓、平復情緒，將有助於避免憂鬱情緒的長時間累積。而智慧型手機是一種普遍的個人化行動裝置，在手機上追蹤使用者的情緒，較能即時察覺自身狀況，適時脫離負面情緒，很適合做為個人憂鬱傾向的追蹤平台。以下將以自動偵測情緒狀態的方式，來分享其在智慧醫療上的可能性。

案例分享──以智慧型手機察覺負面情緒

　　筆者研究團隊多年前曾經在智慧型手機上實作了一個完整的工作記錄器，也是個人化的憂鬱傾向早期偵測系統之雛形，可提供自動辨識情緒及推薦即時紓壓活動，緩和使用者當下的負面情緒，並給予適當的回饋，提升使用者的自我覺察能力。

　　我們與身心科醫師研究團隊合作建立了一個 App 偵測系統，當系統自動辨識到使用者有負面情緒，或預判使用者感受度降低時，會主動回饋醫師所提供的引導建議，讓使用者察覺自身狀況，並改善使用者的情緒感受。此外，也會給予適當的紓壓活動，像是播放輕音樂或正念語句推薦，藉此緩和使用者的情緒。

　　另透過使用者平時的標記資料，AI 系統也會自動學習使用者在不同感受下對手機 App 的操作及活動特性。當使用者開始有異常操作、感受下降的前兆時，則利用專業身心科醫師預先提供的建議，引導使用者進行放鬆訓練、紓壓活動，以改善其負面情緒狀況。這方式能讓使用者

在前偵測模型訓練好以後，不一定需要持續標記，系統也能評估出使用者的感受，減少對使用者的干擾，又可達到無縫記錄追蹤的效果。

系統建置流程

　　這個案例主要建置的流程如下：首先請使用者填寫基本問卷，持續收集其在手機上的操作紀錄、情緒標記，並記錄該時間的環境因子、天候資訊等。達到一定的資料量後，利用收集到的資料訓練出情緒模型，再根據環境因子、操作行為等自動辨識使用者的情緒。最後系統將依照不同情緒程度進行引導式對話，且在發現使用者有負面情緒時，以明顯的文字及卡通圖告知其可能產生負面情緒的原因，並推薦簡易的放鬆方式，幫助其穩定情緒，進而提升自我覺察能力，如圖七（P.145）所示。

　　AI 情緒模型建立時，會參考使用者過去所有的紀錄，因此可以隨著使用者操作資訊的累積而不斷更新。此外，考量到每個人的情緒，會因為時間的遠近而有所改變，因此使用時最近兩週的資料會給予較高的權重。電腦訓練方式是以感受量尺的標記時間點，決定要取出哪一段區間內的活動紀錄當作判斷或預測感受量尺的依據。決定區間後，便會對區間內的資料做特徵值擷取以及篩選，找出最能夠反應使用者感受的特徵集，最後再利用特徵集設計 AI 預測模型與訓練模型參數。

　　此外，考慮到一般人在工作日與非工作日的心境、壓力都不相同，手機之操作行為與情緒之間的關聯也就可能有差異，因此把環境因子紀錄區分開來以提高精準度。例如：連續的雨天可能造成情緒低迷，所以雨天也被當作特徵值引入訓練模型。根據心理醫師的說法，當一個人情

緒低落時，可能會在某些地方徘徊，或是某些特定地點會引起使用者的負面情緒，如不好的回憶、逝去的事物等，因此有必要把地點也納入訓練模型的特徵值中。

使用實例

這項研究採用了身心科醫師對於憂鬱症狀評估感受量尺來當作情緒標記，感受量尺包括「正負感受」及「強度」兩種，利用顏色視覺類比的方式，讓使用者選擇目前符合自己感受的刻度。由於想捕捉的是持續時間較長的心情狀態，而非短時間的情緒；相較於後者，前者的心情狀態對於使用者的感受影響力較大，也因此這個系統在設計上要求使用者每三小時為自己在這段時間內的感受做一次標記，之後會以標記的時間為參考點進行資料分析，當使用這一段時間的感受時，會以持續時間較長的心情為出發點，這方法的好處是減少系統對使用者生活習慣介入的程度。

這個案例之系統實作於 Android 系統平台上，除了手機的基本功能外，在此系統環境下手機的操作行為都離不開 App 的使用，只要知道使用的 App 性質與目的，便能推測使用者的操作行為。系統會讓使用者依習慣把 App 進行性質分類，或按照 Google Play 中的 App 標籤分類，再依操作時間記下 App 的使用紀錄，並從中自動擷取出需要的資訊，例如 App 使用頻率、使用時間、最常使用的 App 等。

舉一個真實案例，有一位研究生安裝並使用了此套系統，他的使用紀錄出現以下狀況：社群網站→遊戲→社群網站→圖書與參考資源→社群網站→通訊軟體（Line）→圖書與參考資源；可以由社群網站反覆

地出現，推測使用者應是處於十分焦慮的狀態。實際詢問後，得知他因正在準備論文報告，想專心卻又頻頻遇到瓶頸，為了放鬆心情，因此反

基於手機操作紀錄辨識負面情緒

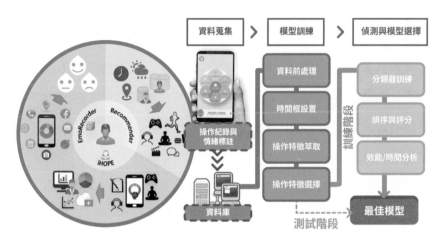

圖七　以智慧型手機提升自我察覺負面情緒的能力

iHOPE情緒紀錄器

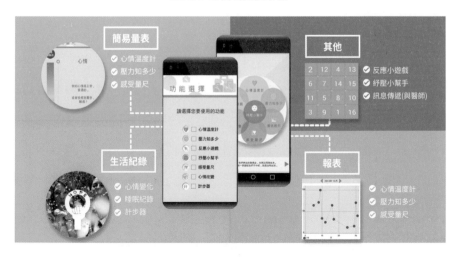

圖八　情緒管理 App 偵測情緒與紓壓練習

覆地查看社群網站，卻又因為報告的壓力促使他關閉社群網站以認真準備，這種周而復始的樣態顯示了他的焦慮狀態。就如同許多有憂鬱傾向的人並不了解自己的情況，他們認為自己只是情緒低落而已。

目前團隊已完成的研發成果，像是一個生活記錄器，也就是「日常活動監測系統」，可記錄個人的日常活動，視覺化生活紀錄，提供使用者檢視自我的活動習慣與行為，藉以提升使用者對自我活動程度之認識。而 iHOPE（情緒管理 App）則具有提醒負面情緒產生功能，並提供情緒紓壓練習和反應遊戲，如圖八（P.145）所示；至於 EmoRecorder（情緒記錄器）則是基於手機操作行為的負面情緒前偵測系統，透過十四天的訓練資料收集，將過去兩小時內的手機行為特徵偵測負面情緒，讓使用者在負面情緒發生前有所自覺。

本案例運用了資訊科技，透過記錄使用者對手機的操作行為，設計一種可預測情緒的 AI 模型，並推薦舒緩情緒的方法，幫助使用者適時脫離負面情緒，可以想像在經過實際場域驗證之後，應該可以讓智慧醫療更貼近及融入我們的生活。

隨著科技發展，生活步調越來越快，人們的心理狀態也更容易出現失衡的情況，心理疾病一直是道難解的問題，雖然我們希望尋求資訊科技的良方，未來的 AI 也確實有可能藉由人們對病癥的描述進行自動化醫療診斷，或是找出可能有憂鬱問題的行為特質，而辨識是否為情緒疾病的高風險者，但目前資訊技術仍僅能達到負面情緒察覺，並進一步進行情緒舒緩等輔助。想真正治療憂鬱，還是需要由心理醫師提供專業的評估與用藥策略，才能較為全面地控制住患者的病情。

主題相關之新創公司及產品

7 Cups		Migraine Alert	
Cogito		Moodgym	
Facebook Live		NeuroLex Diagnostics	
Ginger.io		Talkspace	
Joyable Inc		Wysa chatbot	
Lantern Health			

第 **6** 章

抗癌聖戰
——從基因檢測到精準醫療

你能否戰勝癌症取決於你如何活下去、為什麼要活下去、以及活下去的態度。

美國知名體育廣播員史考特（1965-2015）
鼓勵人們以自己的方式過生活而不受於癌症的威脅

You beat cancer by how you live, why you live and in the manner in which you live.

Stuart Scott

16 基因檢測來替你算命

> 「基因」不只影響一個人的外表，還可以檢查出先天的基因缺陷，找到適當的藥物治療，甚至可以早期預防疾病發生，達到早期發現、早期治療，進而提升生活品質！

讀者最近在瀏覽網頁或社群網站的時候，是否有注意到出現了一種特別的廣告？內容既像占星般神秘，又帶著科學的證據力，宣稱不用認識你卻可以知道關於你的一切，不論是生理上的，如性別、膚色、髮色、眼珠顏色、運動能力、代謝能力等，或是心理上的，如個性是內／外向、樂／悲觀、專注力高低、同理心程度、適合的職業等，甚至是未來得到某些疾病的機率，都可以一一精準分析，這樣聽起來很玄的技術，就是近年時常在醫學雜誌被提到的「基因檢測」。

「基因檢測」是什麼？

有人聚集的地方就會有比較，年輕的時候，我們可能曾經想過：為什麼有人沒有複習，光靠課堂上的記憶，就能取得好成績？為什麼有的人在體育場上，總是十項全能？為什麼有人天生長得又高又好看，受女孩子歡迎？關於這些問題，今日的科學家已經找到了大部分的答案：天

生注定在我們身體帶有的基因當中。

　　我們很幸運地出生在能以非常方便且價格低廉的方式檢測個人基因的世代，過去僅能透過外表觀察判斷當作依據的方式早就落伍了，現今已經能夠透過簡單的唾液檢體，經過電腦分析與解讀，大約二至三週就知道檢測結果，得到有遺傳學證據清楚解釋的個人化基因檢測；提供的功能從家族始祖分析、對酒精的代謝能力之基因、藥物反應之基因、以及若干疾病之風險等資訊，甚至拿來做親子鑒定也大有人在。

　　每一個生物的背後以四個分子，分別為 A、C、G、T 來代表，不間斷地以不同的排列組合方式出現，用來描述生命中生長與繁殖所需的所有指令；而這些複雜的排序或稱 DNA 序列，引導建構蛋白質，也就是決定我們身體如何運作的複雜分子，而這個藏在背後決定某種蛋白質建構指南的序列，就是基因。至於人體內到底有幾個基因，目前仍然沒有一個明確的答案，不過最新的科學證據顯示人類大約有兩萬至兩萬五千個基因，這個數字甚至比其他的動物或是植物都來得少，例如蕃茄或是稻米的基因就比人類還多；但是這些基因決定著人類生、老、病、死、精神和行為等方面的全部遺傳資訊。

　　很慶幸我們身在基因組定序完成的時代，大批的科學家與生技公司極盡努力，將包括人類所有基因之結構與大部分功能的詳盡資訊，加上這些遺傳資訊確切在哪些基因上的知識，揭露在基因圖譜上，透過解讀圖譜上的遺傳資訊，便能夠了解每個生物運作過程的所有細節了。

從揭露個人體質到替你「算命」

基因檢測字面上的意思是：針對「基因」做檢查，以電腦程式或稱做「生物資訊技術」的方法分析比對資料庫，觀測基因是否異常（或稱突變），也就是經由比對「正常人」與「病人」，或是「有明確遺傳性疾病家族成員」的基因，從中可以發現受測者致病基因的變化；這些變化可能使疾病發生的機會大為增加。

國人較有印象因基因導致的遺傳性疾病，有地中海型貧血、脊髓性肌肉萎縮症以及蠶豆症等。在台灣地區，蠶豆症早年因環境因素在客家人中有略高於其他族群的比例；蠶豆症是紅血球表面缺乏 G6PD 酵素所造成，易使紅血球破裂而產生大量溶血的情形，正式醫學名稱叫作 G6PD 缺乏症；但另一個優點是相對感染瘧疾的機率就比較低，又因蠶豆症的遺傳模式是性別關聯遺傳，因此男性發生機率較女性高。但近年來隨著客家族群和其他族群通婚，當然基因也因此逐漸改變。

經由檢測若發現基因表現異常的話，可知道自己可能會產生的疾病，或可以考慮更積極地藉由生活習慣及飲食的調整，或調節基因表現，降低疾病發生風險，需經由專科醫師評估後給予專業建議，並提供相對應的治療措施。像是前述的蠶豆症患者，生活上就應避免碰到樟腦丸，且不建議擦紫藥水；又例如過度肥胖者想要透過減重以恢復健康，就可以針對個人體質中負責脂肪生成及代謝的肥胖基因群檢測，或是針對負責細胞能量代謝的基因功能是否減弱及效率進行檢測，接下來專科醫師以及營養師就可以針對檢測結果建議三餐之配置，同時加上生活作

息的改變，不僅可以有效降低體重，同時也可能降低罹患先天性疾病之風險。

　　基因檢測更正向之目的在於早期預防避免疾病發生；利用基因標記，使專科醫師可以在早期就準確地診斷疾病，甚至檢測結果可以作為醫師用藥的參考，避免不必要的藥物副作用；以自主式健康管理的觀念來看，若有疾病產生也能早期發現、早期治療以提高生活品質與存活率，並改善病人的預後。近年來，若干基因體醫學上的突破，已經有部分單一基因造成的疾病，透過有效地修補並調控病人體內細胞的基因，讓這些疾病的治療露出一線曙光。

　　當然基因檢測也會將人類的已知致病基因地圖勾勒出來，了解健康人或病人身上哪些基因出了問題，哪些先天上的基因缺陷可能需要特別健康照護方式或使用藥物治療。例如藉由基因檢測而找到致癌的機轉裡究竟是哪個環節出了問題，再依照基因特性給予適合的藥物治療，就有可能大幅提升有效治療的機會。

　　研究指出在人身上約有四百個基因與癌症高度相關，這些癌症基因若是產生先天或是後天突變，就可能導致癌症發生。例如當控制細胞生長的基因產生突變時，細胞就會開始不正常增生，越長越大形成腫瘤。多年來，每一個致癌基因或是抑制癌症基因被發現時，都能在科學界引起一陣掌聲，因為能大幅提升對症下藥的可能性，寄望這些發現得以產生新的治療方式。然而實際上大部分進展並沒有如預期般順利，因為致癌的機轉往往相當複雜，同時可能是先天不良與後天環境風險因子綜合所致。此外，有關於基因治療上的醫學倫理問題，以及潛在的臨床風險，

再加上以減輕病人痛苦與改善人類健康為宗旨的道德依據，也需要仰賴未來人類社會形成共識。

基因檢測未來潛在商機

目前世界的先進國家都在積極研究基因檢測，各種疾病與基因之間的研究已越來越豐富，使這項醫學手法更臻完善。先天性遺傳基因分析一生僅需做一次，隨著基因體分析技術不斷地演進，基因檢測的價格持續下降，檢測內容也日漸多樣化，例如健康管理、體重體脂管理、遺傳優生學等，可以預見在不久的將來，人人都能負擔得起的檢測費用，不論是剛出生的嬰孩或是高齡長者，都能擁有屬於自己的基因圖譜，大幅改變目前的醫療模式。

在未來智慧醫療的商業模式上，透過國人在基因檢測之生醫數據庫資料量的累積，將能打造屬於本土在地化的醫療大數據平台。經由此數據平台的統整性分析，能有效評估個人罹患各項疾病的風險，配合臨床醫師的諮詢、建議，客製化個人健康管理策略，避免或減少疾病發生後所需的醫療費用與身體不適。或許未來每當有新研究證實某種疾病與個人某些基因變異有明確證據之相關性，僅需透過資訊更新的方式，即可獲得此疾病的加值分析服務，並進一步與智慧醫療串聯起來，衍生的新創醫療模式或是諮詢推薦服務就可以自此開展起來了。

17　有誰不是「混血兒」？

　　近幾年在國際間風行的個人基因檢測服務可滿足大眾了解自身遺傳疾病風險，甚至積極維護健康的需求，有望成為下一波生技股主角。但除了要注意個資、數據安全爭議之外，又該如何發展相關產業及建立合理規範呢？

　　多年前去荷蘭開研討會順道自助旅行的時候，曾經有過一段奇遇。我們一群教授在阿姆斯特丹的火車站前七嘴八舌地討論著等一下是先去梵谷博物館，或是直接走到安妮之家？大家舉棋不定時，有一位當地人 Jeroen 出現了。在當年還沒有詐騙集團的年代，我們竟然在公共場所遇到了一個會說中文，而且對東方文化似乎很感興趣的荷蘭人，他用有一點卡卡的中文，跟我們解釋世界名著《安妮日記》中出現的安妮之家的特別之處。大家好奇地詢問對方怎麼會想學中文？這位有著深棕色頭髮的 Jeroen 提到了他自己的血統，他說算起來自己身上可能有一千零二十四分之一的華人血統；十七世紀起荷蘭人在台灣南部地區統治了超過三十年，他的先祖是曾在台南開洋行的荷蘭人，經商期間與台灣女子生下了一個孩子，後隨商行回到荷蘭定居，也是因為這個緣故，他在大學時進一步了解中國相關的文化背景，後來深深受到吸引，開始學習中文。

個人基因檢測服務

當然，帶有部分華人基因或血統的西方人並不是什麼稀奇的事情，但從個人身上帶有的基因，往往可以自遺傳學的基礎上鏈結出許多與健康或疾病習習相關的資訊。近期風行的個人基因檢測服務，最早可追溯自位於美國加州的 23andMe 基因科技公司，創辦人安妮‧沃西基正是 Google 共同創辦人布林的前妻；該公司首創個人基因檢測服務，這間成立不到十五年的年輕公司，過去曾經有過富爸爸投資人 Google 及輝煌的募資歷史，使用受測者唾液檢測個人基因組的技術曾被《時代》雜誌（*TIME*）評為二〇〇八年年度發明。筆者曾於二〇〇七年在美國擔任訪問教授時，受邀至該公司參觀，當年對其先進的定序設備及分析軟體印象深刻，早期該公司曾提供超過兩百種健康風險評估的基因檢測。

但 23andMe 卻在二〇一三年遭美國 FDA 嚴重警告，並要求暫停提供健康相關的檢測報告，只准許提供個人始祖溯源之基因檢測報告。23andMe 接著向法院提出上訴及協商，表示提供若干疾病的遺傳易感性資訊，有助於人們對生活方式作出更好的選擇，也能有效幫助個人預防疾病。

經過雙方法務部門律師兩年的交鋒及協議下，終於在二〇一五年十月，獲得 FDA 許可同意針對帕金森氏症、晚發型阿茲海默症等十項「疾病」基因檢測後，23andMe 重新開始合法上市販售並為消費者提供健康報告。

在與 FDA 交涉及協商期間，23andMe 強調對於想要瞭解自身遺傳

疾病風險，並且為維護自己健康採取積極行動的人來說，他們的檢測是非常好的選擇，畢竟民眾有知的權利。當年部分媒體也引述一個例子，把這項消費者自主式基因檢驗和另一種普遍被大眾接受可隨時在藥妝店買到的女性驗孕棒來相提並論，提醒民眾想像一下懷孕檢測若只能透過醫師來進行會是什麼狀況。

FDA 強調的則是民眾必須了解遺傳風險只是導致疾病多種因子中的一種可能性，只憑遺傳資訊無法決定一個人未來是否會得到某種疾病。在科學之實證下，擁有特定疾病風險並不代表一個人必定得到該疾病，這也是 FDA 先前禁止 23andMe 提供疾病相關遺傳資訊的主要原因。然而大部分的消費者傾向於知道自己是否需要預防某些遺傳疾病，而這正是基因遺傳風險檢測希望提供給消費者的資訊。

現在該公司也在網站上公開宣傳，目前資料庫大約擁有五百萬人的基因表型資料可供比對，線上提供客戶超過一百二十份有關於個人基因資訊的各式報告，甚至於連個人對咖啡因的敏感度都告訴你了。

根據二〇一九年 MIT Technology Review 的研究，全球有超過兩千六百萬人曾經購買過各式的基因檢測商品。這些基因資料對醫療界，特別是藥廠來說，確實是無價之寶，因此基因檢測公司必須開始將過往不太在意的客戶個資安全問題，修正為重要注意事項，以免不甚被有心人士盜走而間接揭露出個人之疾病風險資訊。

目前基因檢測行業的領頭羊是 23andMe 以及 AncestryDNA 這兩家公司，兩家公司加起來的使用人數已經超過一千五百萬人，目前平均只要九十九美元（大約三千元新台幣），就能夠進行一次「非侵入性」的

DNA 測試。客戶只需要在網站上註冊，就會收到一個「測試工具包」，這個工具包裡面有一個收集唾液的容器、回郵信封以及說明書，客戶完成唾液收集後寄回公司，很快就能收到一份完整的紙本報告資料，或是以電子郵件傳送的個人基因相關資訊及圖表。圖表顯示客戶的基因組成來自多少不同的地區，這些資訊非常詳細，不但可以追溯到客戶祖先來自哪個國家，有的甚至可以追溯到不同地區，例如：住在美國又可細分基因是源自密蘇里州北部，還是密蘇里州中部。

此外，報告中還會顯示客戶的基因中何時加入了不同地區的基因，例如：一個芬蘭人可能會發現他的祖先在一八一〇年是愛爾蘭人，但在一九二〇年時有東歐的基因加入其中，然後在一九五〇年又加入了芬蘭的基因，最後才形成了他目前的基因組成。

生意人非常懂得把握商機，幾乎立刻就想到能和觀光業者合作，讓客戶可以更方便地規劃溯源祖先的「尋根之旅」。Ancestry 早在二〇一七年便和 Go Ahead Tours 旅遊網站合作，提供以「族譜」為主題的行程，之後更增加了高檔且多樣化的郵輪行程；23andMe 更積極地將自己建立的基因資訊系統與租屋民宿網 Airbnb 公司結合，讓客戶在瀏覽自己祖先的資訊時，同時可以選擇相關地點的住宿以及文化體驗行程。根據 23andMe 的官方說明，大部分客戶的基因最少來自五個不同地區，因此類似這樣的「尋根之旅」真是商機無限。

台灣在「基因定序技術」上的企業潛在機會

基因檢測是台灣現今較多業者可能有能力投入的生技領域，其中較

有競爭力的業者，都是結合臨床醫學研究，並擁有專屬技術公司，同時結合半導體與光電公司，開發更便宜的基因定序技術，吸引國際大廠合作或是併購。

可以想像未來將會有很多基因檢測的企業出現在公開市場，也許他們並不像 23andMe 採取聚焦於特定疾病的商業模式，而是以平日生活模式的預測作為目標，為個人的身心狀態提供線索與更多證據，告訴使用者為何他（她）比起別人特別擅長或不擅長某些事物，例如可能是因為身上帶有對於肌肉強度持續力與平衡感較佳的基因，因此在運動項目上表現優異；又或者帶有對咖啡因、酒精的代謝能力較差的基因，因此喝了咖啡容易睡不著，或是喝酒容易因基因缺陷罹患食道癌；或可能帶有優異數理能力的潛力基因，因此在算數、邏輯上特別拿手等資訊。

有家位於美國波士頓地區，員工不到二十人的新創公司 Orig3n，其商業模式就是以這樣的預測為主，該公司不以一次性的唾液檢測加上報告作為與使用者的一次性行銷，而是以免費或是幾近贈送的方式協助加入會員，然後根據初次檢測的結果，量身訂作會員區分為各式各樣目的之基因檢測，將其設計成個別套組來販售。

例如針對有減重需求的人，專門提供能深入了解個人在營養方面與食物代謝相關基因的套組，賣一百五十美元；針對有關體適能 DNA 檢測的套組，可以提供經過運動練習後，多快肌肉能復原的資訊，以及個人對於脂肪與醣類代謝速度的資訊，再加上心肺對於氧氣消耗的效能分析，也就是紅血球生成與肌肉的效能，上述這些影響體能持續力的基因分析，是評估運動員的絕佳條件。

　　該公司更有與女性外表美麗程度有關的基因分析，像是天生擁有漂亮與勻稱的雙眸、個人的膚色、皮膚自動補充水分速度、頭髮粗硬或柔順程度、皮膚光澤的可能性，再加上皮膚先天的彈性與後天對於紫外線曝露的易受傷程度之反應，販售一個一百美元的專門套裝檢測，來吸引女性買家；更提供個人個性的預測，例如：易於與他人共鳴、容易亢奮、容易心情愉悅、容忍風險的傾向，或是天生愛擔憂性格；甚至還推出一個有趣的產品：從個人基因中看出是否帶有高山與寒帶地區的天生適應力，再加上對於彈跳時的反應感受力，來暗示你是否可能成為一位滑雪健將或是滑雪板高手。

　　可想而知，該公司的商業模式不會如此簡單，當基因檢測完成後，緊接著提供一系列為會員量身定做的維他命及補充食品，也會跟著推薦到會員手上。這些只不過是在二〇二〇年初推出的客製化上市產品，可想而知在未來幾年，必然會有更多讓人眼睛一亮，因基因檢測技術成熟而衍生出來的商品出現。

　　在產業界樹大招風的現象時常可見，Orig3n 公司在近年來募得大筆的創投資金，在二〇一九年九月時，該公司的離職員工就曾向媒體爆料，過去在計算及分析個人基因資料時，曾經對部分資料做少量不實的修正。

　　不過，產業界是現實的，既然有好消息當然也有壞消息。例如有一家由基因體定序先驅 Leroy Hood 所合創的生技醫療新創公司，名為 Arivale，曾經在二〇一六年獲得年度 GeekWire 新創大獎，該公司結合先進的基因、血液與微生物之完整檢測技術，加上以個人健康體適能教

練為訴求，提供會員完整的線上健康諮詢服務，企圖翻轉個人化健康市場。第一輪資金就募到四千萬美金，幾年來加入會員也超過了五千人，不過仍然不敵個人化預防醫學市場的競爭，經過幾年的努力，仍然因為營運成本過高與終身會員成長速度過慢，募到的資金也快燒完了，只好以黯然下市收場。

　　基因檢測與預測將成為全球生技股下一波熱門題材，但會持續多久？除了本身基本面之議題外，另一個影響關鍵是如何建立合理的規範管制，既不扼殺產業，又能協助國內產業放眼大陸華人市場，在在考驗著眾人的智慧。

18 個人化精準醫療

透過前一篇提到的「基因檢測」，再加上基因體學、資訊科學和醫療技術的進步，未來也許能達到「客製化」治療，將治療效果最大化、副作用最小化。且在清楚了解生物資訊與善用精準醫療的進步下，極為困難的癌症治療上似乎也看見了一線曙光。

時近年末，我去參加母校的校友聚會時，眾人聊到近況，一位同學提到他去參加了基因檢測，因為基因遺傳學最近風頭正盛，有人好奇地問他：「說起來，基因真的和遺傳有那麼大的關連性嗎？不是還有後天環境產生的影響？」他振振有詞地答道：「一個人成長的過程主要受到遺傳因子和環境因子這兩個變數影響；如果你的孩子越長越像你，那就是遺傳因子作用；如果越長越像隔壁小王，那便是環境因子影響了。」語畢，眾人了然地相視而笑。

你我正處在「後基因體時代」

過去我們所習慣的醫療方式，是在疾病發生後透過常見的治療方式，如藥物、手術、醫療器材及自我照護等方法，治癒或是減輕疾病所帶來的影響。但等待疾病來臨再進行治療的方式，也許有些消極，也時

常令人措手不及。早在幾千年前，古人便曾思考過這個問題，《黃帝內經》中曾提到：「上醫治未病」以及「聖人不治已病，治未病。」即是大家都耳熟能詳「預防勝於治療」的觀念，在現代比較流行的常用語就是「預防醫學」。生醫科學家們早在一九八四年開始就漸漸意識到，如果想要預防疾病，首先我們需要破譯人類體內的遺傳信息，於是各國科學家們開始合作，動工繪製人類基因體圖譜，並且透過電腦軟體逐步辨識人體上載有的基因及其序列，就好比我們要到某座原始林探險，一張繪製良好的地圖將有效地幫助我們順利進行這趟旅程，而這張關鍵的地圖便是人稱「人類基因體計劃」下的產物。

　　預防醫學、提早診斷、精準治療對於人類疾症的控制來說，是很重要的。愈來愈多的研究證實疾病是基因產生突變所造成，發生基因突變可能是從先天遺傳基因而來，這和家族遺傳疾病有關，或是後天產生新的關鍵基因突變，累積產生進而發生疾症，因此人類基因的定序和解碼對於疾病的預防診斷治療是重要的。

　　二〇〇三年「人類基因體計劃」初稿完成後，也就意味著人類基因體解碼定序完成，未來新的疾病型態，正式進入了「後基因體時代」。在生物資訊領域上，先進生物晶片技術的發展、大數據的分析，提供研究人員一個經濟且有效率的實驗平台，讓基因檢測不再是遙不可及的一件事情，將生物醫學推向更蓬勃的發展。

　　「基因晶片微陣列技術」[1]更是奠定未來高通量次世代基因定序和

---

[1] 微陣列技術是基因組學和遺傳學研究的工具，指在帶有 DNA 微陣列的特殊玻璃片或矽晶片，於數平方公分之面積上設計並放置數千或數萬個核酸探針；當檢體中的 DNA 或 RNA 等與探針結合後，藉由螢光或電流等方式偵測其表現，即可提供大量基因序列相關資訊。

生物資訊醫學研究的實驗基礎，過去進行基因定序時，只能針對感興趣的基因慢慢測試定序，可以想像這樣的做法非常沒有效率，而使用基因晶片微陣列的技術就可以一次將數萬或數百萬個感興趣的基因突變，包含單核苷酸多態性（SNP）、小片段基因缺失（indel）、大片段基因缺失（SV）等資訊封存在一個小晶片中，在單次實驗中就將一個人全基因組的基因序列一次完成定序，是完全符合經濟成本的生物分析及檢驗特性。這樣一來，基因突變包含 SNP 位點分析資料庫，就變得相當有價值了；例如可以直接以電腦程式預測癌症、過度肥胖體質、先天性心血管疾病等罹病風險之機率。

以單核苷酸多態性之基因突變晶片為例，面對複雜疾病時，基因晶片的實驗結果能夠讓醫療研究人員獲得整體性的認識，如果偵測的是遺傳性突變，不僅可以鎖定具有高度重要性的基因去探究其功能，更可以用來做全基因組關聯分析，以協助研究人員尋找出關鍵基因，例如疾病的「易感基因」[2]，進而對疾病的發生原因有更全面性的了解，有科學家就曾發現並證明腫瘤的易感基因確實存在。

基因體精準預防醫學

現今多數的基因研究是以歐美人為主要研究對象，在過去「人類基因體計劃」大略完成時，即發現全人類的基因序列相當類似，其中一點點微小的不同就成為所謂不同體質、不同病症的關鍵，而這一點點微小

---

[2] 所謂疾病易感性是指由遺傳來決定易於患某種或某類疾病的傾向性。具疾病易感性的人有特定的遺傳特徵，簡單地說就是對人類健康較為不利或帶有某種疾病的易感基因組型。

的不同在不同人種之間的差異非常明顯；舉例來說，歐美人在酒精代謝途徑上，其基因代謝效率大多很快速；然而亞洲國家在這一個基因上並非如此，大多數的亞洲人在酒精代謝的基因上是相對有缺陷的，代謝效率不高容易使得乙醛在身體中堆積時間過長，造成肝臟解毒的負擔，輕則導致肝臟疾病，重則增加多種致癌的風險，例如食道癌與口腔癌，不巧的是在亞洲地區又以台灣人帶有此基因缺陷的比例為最高。

　　當然以亞洲人或台灣人為主要研究對象，才能建立更符合台灣這片土地的基因體資訊。國內雖然在基因研究領域漸漸投入愈來愈多的資源，但台灣人體生物資料庫[3]的資訊量累積速度依然相對緩慢，在資料分析應用上仍受限於基因資料庫樣本數不足的問題。

　　目前亦有不少生物科技廠商將基因檢測應用於個人化體質檢測，幫助受測者透過科學化的分析，了解先天體質的脆弱基因，進而落實基因檢測的最大目標——預防醫學，使「個人化預防醫學」能達到生活品質的提升，且針對疾病進行符合受測者的健康管理。

　　舉例來說，美國心臟協會建議：「每日小酌一至兩杯紅酒，可降低心血管疾病風險」，但台灣人中有近半數的人帶有酒精代謝基因的缺陷，也就是說，大約每兩個人中，就有一人可能帶有酒精代謝基因的缺陷，無法將酒精代謝過程的中間產物乙醛順利代謝成乙酸，長期累積在人體中，將提高多種癌症的風險；因此了解自己的體質，才能對自己做更好的健康管理計劃。

---

[3] 台灣人體生物資料庫 https://www.twbiobank.org.tw/

提早診斷，早期預防

世界衛生組織（WHO）及全世界生醫研究人員多年不懈研究的資料顯示，除了少數的罕見遺傳性疾病之外，多數重大疾病（包括癌症在內）的發生是由先天遺傳基因（體質）與後天生活習慣、飲食、環境因素長期交互作用之下，產生病理變化所導致；這也告訴了我們一件事實：要擁有健康的身體，需要了解自己的先天條件，與長期關注後天的照護才可能達到最佳的「使用者體驗」。

根據衛生福利部統計，自一九八二年起，近幾十年癌症都高居台灣人十大死因之榜首。基因的變異會增加癌症發病率，例如女性乳癌和卵巢癌，這些變異基因很可能是來自親代所遺傳，女性帶有 BRCA1 基因與 BRCA2 基因的變異正是引發乳癌與卵巢癌的原因之一，尤其在有高風險家族病史中患有癌症的機率更高。

好萊塢知名女星安潔莉娜・裘莉（Angelina Jolie）在二〇一三年投書《紐約時報》（The New York Times）的〈我的醫療抉擇〉（My Medical Choice）一文，文中提到她的祖母、母親和阿姨都相繼因乳癌與卵巢癌過世，後來透過基因檢測技術得知自己帶有容易誘發癌症的 BRCA1 基因，有高達百分之八十七的機率罹患乳癌，及百分之五十的機率罹患卵巢癌。因此進行預防性手術摘除了乳房，後又於二〇一五年陸續摘除卵巢和輸卵管；雖然進行上述預防性治療後，必須定期服用賀爾蒙以維持激素的平衡，但她認為這一切非常值得，並在文末提到：「人生總是充滿挑戰，對於能夠掌握在自己手裡的，我們應該無所畏懼。」

經過媒體報導後，人們對於自身健康與基因之間的關係與醫療上的抉擇，又有了更進一步的了解。

　　一般醫師看診時，偶而會遇到病患因為親人相繼得到癌症，擔心自己是否會患上同樣的疾病，感到憂心不已。當然腫瘤科醫師在經過專業評估後，會建議有明確家族病史的患者進行基因檢測，也在醫療上有了一種新的選擇。

精準癌症治療

　　二○一五年年初，美國前總統歐巴馬宣布推出「精準醫療倡議」（PMI），此後開啟了醫學進入精準醫療的大門。精準醫療之目的在整合人類遺傳與基因體的資訊，利用電腦協助以大數據分析的方式找出最適合每個人體質的醫療方式。藉由基因體學、資訊科學和醫療技術的進步加速醫學的發展。透過結合病人的遺傳特徵和基因檢測，進行人體基因資料庫之比對及分析，來達到用「客製化」的醫療方法治療病人，當然終極目標為達到治療效果最大化及副作用最小化。

人類最大的浩劫──「癌症」

　　以疾病而言，「癌症」確實帶給人類有史以來最大的浩劫，同時也因而引發無窮盡醫學研究的動力，所以近六十年來在癌症研究上所累積的成果可謂無可限量。雖然控制癌症的夢想不可能一蹴可幾，但未來卻令人樂觀以待，人類與癌症間的戰爭未曾停歇，隨著醫療技術的進步，多年來科學家持續探討癌症發生的成因以及治療的方法，並試著從解密

後的人類基因體去了解癌症。當然癌症成因除了環境致癌因子，像是重金屬殘留或是會被釋放的致癌物質如戴奧辛等影響之外，已有許多研究證實遺傳基因的變異也是癌症成因之一，就是因為 DNA 序列上變異所造成的結果。舉例來說，吸煙容易罹患肺癌，是因為香菸燃燒時產生的致癌化學物中，多環芳香族碳氫化合物（PAH）進入身體經過代謝產生的物質會影響 DNA，造成突變，最終導致肺部癌變。

癌症治療依然存在極大考驗

以目前醫療界普遍熟知的癌症進展模式而言，以大腸直腸癌為例，通常對於第一、二期的癌症患者來說，如果在癌細胞擴散前接受外科手術治療，可以有很高的存活率；若很不幸癌細胞藉由血液或淋巴之循環系統轉移到附近的淋巴，如果還沒有遠處轉移，病情還是有機會控制的。大腸直腸癌第三期，接受手術和輔助性化療及放療，平均而言，也可以有三至五成的五年存活率；但若是已經確認轉移至他處，甚至擴散至其他器官，病程發展到了第四期，通常五年存活率較低，甚至有可能小於一成的五年存活率。因此在臨床上會進行多科整合治療，結合外科、放射科、腫瘤科等醫師同時進行評估與治療建議，多半這類的患者已無法進行外科手術開刀，只能選擇特定化學藥物再結合標靶藥物治療，提升癌友的存活率。

雖然經過醫療界多年的努力，這些對於癌症的化學藥物和標靶藥物治療已經可以很有效延長部分病人的壽命了。但事實上，癌細胞是有高度的變異性，亦即容易導致抗藥性，有可能我們努力發展出可以對抗原

先癌細胞的治療方法，治療不久之後，若癌症復發，這時候就會陷入無藥可用的情況，最後只能束手無策。癌症的治療無論是化療、手術都對身體有極大負擔，並且在癌細胞惡性轉移之後，不管用哪種方式都很難徹底治癒。標靶藥物治療的專一性比傳統治療方式之成功率高，也並非所有的患者都適合此類治療，仍必須透過專業的醫師先確定其腫瘤基因型態，才能夠選擇真正適合患者個人的治療方法，一直到今天在癌症的治療依然是人類面對的極大考驗。

整體而言，目前常規治療癌症的方法包含：外科手術切除、放射治療、化學治療、免疫療法、標靶治療、細胞療法……等，新的治療方法也不斷推陳出新。舉例來說，「標靶藥物治療」是非常專一性的抗癌藥物治療，對準癌細胞生存所需的重要功能加以抑制或破壞；「免疫療法」

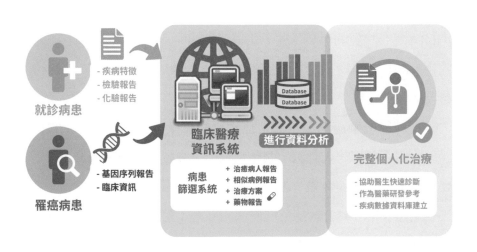

圖九　精準醫療大數據平台之建置及其應用

則是增強或抑制免疫反應，透過藥物便能阻止抑制反應，使免疫細胞恢復攻擊癌細胞的能力。當癌症治療逐漸邁向個人化「精準醫療」時，臨床醫師可能會建議先透過基因檢測找出每位病人的癌細胞帶有哪些可能的基因突變，再依照基因特性給予適合的藥物，就可能大幅提升有效治療的機率。

「獵癌狙擊手」出現

癌症的威脅與人類的醫療史一直如影隨形，直到二十一世紀的今天，癌症仍然令人感到恐懼與困惑，現今醫療的限制，更常使得醫師及病人備感無奈。好消息是癌症醫療方面的進展，近年來已逐漸見到曙光，這片曙光來自醫學界對人類基因和基因體的深入了解，進而研發標靶治療藥物，例如讓慢性骨髓性白血病（CML）患者滿懷希望的標靶藥物基利克（Gleevec，學名 Imatinib）口服藥，被發現可以阻斷 KIT 或 PDGFRA 等蛋白質的激活信號，使得癌細胞停止生長和繁殖，因此成為治療癌症的有效藥物。該藥並曾經於二〇〇一年登上《時代》雜誌封面，被譽為「獵癌狙擊手」。

癌症組織的腫瘤基因檢測可以提供標靶藥物治療及免疫療法的參考，以大腸直腸癌病人為例，開始治療前，醫院通常會先檢測是否帶有 KRAS 或 BRAF 基因突變，再給予對應的標靶藥物，或者檢測微小衛星體不穩定性（MSI-H）做為免疫療法的參考；對於其他癌症如乳癌、肺癌等目前也需要檢測標靶用藥基因，來尋找更多適合的標靶藥物。

圖九（P.169）所示為一個典型的精準醫療大數據平台之建置及其

應用，透過建立基因體生物資訊分析核心實驗室，可以分析單一、多基因、全基因癌症遺傳易感基因的病理性基因突變。另外分析癌症組織基因中找尋到藥物標的（Druggable Targets）可以提供治療策略，或是分析血液腫瘤游離 DNA（ctDNA）檢測提供長時間監測治療之參考。未來若能加上更詳實的病患與診治存活之資料，進行不同癌症病患療效評估、存活率分析、預後分析比較等，其影響程度將可能大幅增加。此外，由於不同癌症的病患可能帶有相同的基因突變，基因檢測可以跨越癌種尋找更多用藥選擇，特別是在多線治療成效不彰時，有機會突破治療瓶頸。

19 準備好讓機器手臂替你開刀了嗎？

在美劇、日劇裡常出現，結合 AI 和機械手臂協助醫師進行手術的「達文西手術系統」，不僅視野廣、術後傷口小，穩定性也極高，可避免醫師手抖的問題，減輕負擔，但這套系統真的萬無一失嗎？

多年來，一直沒有機會搭乘遊輪暢遊海外的機會終於實現了。經過半年的規劃，我在去年安排了一趟遊輪之旅，從美國西雅圖沿著太平洋直航阿拉斯加外加欣賞極光，這趟一千六百公里海上旅行中的插曲是一段難忘的回憶。

在離開港口的時候，我們在甲板上看到海水的顏色漸漸變化，從淺而深，時而墨綠，時而湛藍，令人心曠神怡。同行的輪船上有一對來自瑞士的情侶，一直在玩無人機，我主動跟他們攀談，小伙子聽說我是大學教授之後，興致高昂地秀給我看一台售價一千多歐元的無人機之性能以及續航力，他以導航的方式展示幾張照片給我看，像是遊輪的空中鳥瞰照、從外海飛過來的近照，以及無人機飛到港灣上空拍的照片，加上最後他應大家的要求，將無人機操控飛離我們大約一公里外的空中，拍攝一張停泊於外海的貨輪近照，照片上能清晰地看見貨輪船側的名字，證明真的飛了一公里；無人機回程的時候，電力大約只剩下百分之

十七，大家都替它捏了一把冷汗。

達文西手術系統

　　像無人機這樣有類似導航功能的高科技設備，目前在醫院裡也有，同時結合了聰明的 AI 和機械手臂，協助醫師進行手術，它就是鼎鼎大名的「達文西手術系統」。

　　這幾年來台灣各大醫學中心紛紛購置達文西機械手臂，密度應該是世界數一數二。主打的優點是術後傷口小、復原快，缺點是價格昂貴。

　　達文西手術的特點是用電腦系統導航，透過聰明的人工智慧電腦程式為執刀醫師建立更為清晰的 3D 地圖，並協助機械手臂定位，在狹窄的體腔內依然可以活動自如，完成複雜的外科手術，因此在婦產科、泌尿科的應用最廣，近年來在一般外科、耳鼻喉科也逐漸廣泛應用，特別是一些微創手術，例如攝護腺相關手術，攝護腺癌根除術等。

　　多年來微創手術已取代過去大部分的開腹手術，成為現今國內的主流手術方式。顧名思義，微創手術就是利用內視鏡器械取代醫師的手，在造成最小傷口的前提下，達到手術效果，不僅減輕術後疼痛、恢復時間短，甚至在外觀上，也可以縮小手術留下的疤痕。微創手術中最出名的便是達文西手術，以先進的腹腔鏡手術，並用電腦系統操控機械手臂及器械，取代一般的內視鏡手術器械。

　　達文西手術系統最特別的是主刀醫師在手術時，不須和手術團隊及患者一起待在手術房，而是坐在數公尺外的遠端控制艙，就像是操作無人機的「飛手」，操作電腦系統讓機械手臂進行手術。因為機械手臂

的穩定性高，不僅可以避免操刀醫師手抖的問題，又可減輕手術醫師負擔，降低疲勞度，另外加上透過 AI 技術建立清晰數十倍的 3D 立體視野，層層的組織能被看得更清楚，增加手術精準度。

除此以外，電腦操控的手術器械宛如外科醫師手腕般靈巧，可在腹腔內隨心所欲的進行縫合，或精準地剝離組織及血管等，一般內視鏡器械在狹窄的體腔內會受到很多限制，然而靈巧的達文西手臂器械幾乎可以克服這些限制；例如摘除子宮肌瘤的手術，過去需要一至兩小時，若使用達文西手臂，熟悉操作的醫師號稱只需要十餘分鐘的時間，即可完成精密的手術。

手術機器人取代醫師？

說到這裡，讀者難免會猜想達文西手術系統是否在未來將取代醫師替病患動手術？事實上，這套系統在醫療用途上的主要功能是一種輔助醫師動手術的工具，而非取代醫師。從上文的說明中，可以了解到具備機器手臂的 AI 系統，只是增強了外科醫師的能力，減少手術中一些人為因素造成的預後問題；就像現在一般飛機都具有自動駕駛的功能，但關鍵的降落、起飛，往往還是需要倚靠機師的專業與經驗才能確保真正的安全。

但機器人並非完美，手術機器人甚至有一些相當明顯的缺點，例如沒有觸覺，醫師無法感知到患者皮膚的觸感、脈動；另外由機器手臂替代醫師操刀，可能會增加躺在病床上患者的緊張程度；還有手術醫護人員團隊需要更多專業的培訓等。美國新聞媒體幾年前甚至專文報導達文

西手術，用的聳動標題是──「你準備好讓那一隻毫不猶豫且不會顫抖的機器手臂替你開刀了嗎？」

沒有手術是零風險的。雖然美國 FDA 核准達文西機械手臂手術已近二十年了，單在全美的醫院一年就進行將近六十萬次的達文西機械手臂手術，就有醫師承認其實是在經歷上百場手術後，才真正適應了機械手臂操作，這也暗示了沒有真正熟悉機器手臂，但正在使用達文西手術系統進行手術的醫生並不在少數。外科手術中的各種術式本身就有學習曲線，外科醫師操作機械手臂的技術本身具有一定難度，理應存在更複雜的學習曲線。若是醫生未進行充足的培訓就操作機器手臂進行手術，可能會增加術後併發症的機率。

美國 FDA 在二〇一五年公布的數據顯示，自二〇〇〇年至二〇一三年間，使用達文西機器人手術意外失敗而死亡的患者已超過百人。此外，根據美國、英國等幾個大型研究發表在 JAMA（美國醫學會雜誌）的報告也顯示，雖有一些小型研究認為微創手術優於開腹手術，但機器人微創手術對於治療大腸癌的五年存活率，與傳統開腹手術並無明顯差異，聽起來是有一些諷刺。

機械手臂在亞洲醫療市場的發展

至於在亞洲的醫療市場，機械手臂手術在醫療上則有不同的風貌，如日本、中國、南韓、新加坡以及泰國等以機械手臂發展為主的國家，在政府的支持下，不僅不斷大量自國外購買機械手臂導入醫院及研究中心，同時也結合自有技術，發展更廣之應用。根據 IDC Health Insights

的報導，二〇一九年在亞太地區，不含日本在內，醫療機構在機械手臂手術上的花費大約是三十七億美元，但是預測在二〇二二年前將會增加一倍；該報導也對研發達文西機械手臂的位於加州 Intuitive Surgical 公司做過財務分析，預測該公司在二〇二五年的市值約在一百五十億美元。

　　這些亞洲國家在發展 AI 系統搭載機械手臂的醫療手術上，採取的策略不盡相同，以中國為例，迄今進行達文西機械手臂手術約在六萬次左右，但是在過去兩年已經有三十家各式醫療上、中、下游的本土廠商正在進行併購及整合，預測應會有至少兩家勝出，並以自有品牌進入大陸之國內市場；至於在病患實測上，目前僅在少量的數十家地區軍醫院中進行測試。日本政府則是支持並結合五家大學之醫學中心，發展下一代的手術用精密控制機械手臂。至於新加坡與南韓，則大部分以 AI 電腦系統結合機械手臂相關產業之新創公司為主，包括韓國汽車大廠現代重工也有大量投資，其中以機械手臂及高階影像設備製造為主。從這些市場的趨勢可以看出，亞太地區國家在醫療市場上推動 AI 機械手臂手術設備有其目標，基本上是以搶進市場裡小型且低價位醫療手術設備製造之缺口，伺機與美國大廠合作或是被併購吧。

延伸閱讀 主題相關之新創公司及產品

Auris Health		Medical Microinstruments	
Cambridge Medical Robotics		Precision Health AI	
CancerLinQ LLC		Sophia Genetics	
DCell		Tempus Labs	
Deep Genomics		Transcriptic Inc	
DeepSequence		Verb Surgical	
DeepVariant		Veritas Genetics	
Face2Gene		Zymergen Inc	
IBM Watson for Oncology			

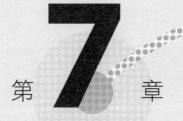

第 **7** 章

護理先鋒
——智慧醫院與預警系統

在醫院護理的第一個要求就是不讓患者受到傷害。

南丁格爾（1820-1910）

The very first requirement in a Hospital is that it should do the sick no harm.

Florence Nightingale

20 護理國家隊

　　大家對護理師都不陌生，他們一直都是醫療團隊中照顧病患的最前線，工作範圍涵蓋廣又艱辛，還得同時扮演照護者、病患代言者等角色，非常忙碌，因此護理部門一向是智慧醫療的首要實施對象，也期許能協助護理師減輕負擔，有更多心力集中於病患照護。

　　平心而論，在任何醫院中，護理人員都是工作最辛苦的；鄰居陳小姐在一間醫學中心擔任護理師，最近輪大夜班，一個人需要照顧十八到二十個病人，晚上十一點四十分上班首先是清點器械藥物、交班病房巡邏，再來一個半小時準備十二點和一點的治療工作，替病人打抗生素、量體溫、血壓；兩點幫病人翻身，準備所有病人隔天的靜脈輸液、消毒器械；三點開始更新白板上隔日的檢查、手術的病人資料，這時一邊寫護理紀錄，一邊吃麵包充飢；四點幫病人翻身、換點滴、量體溫及血壓，巡視病人；五點幫病人抽血、倒尿袋、清空引流管並記錄輸入輸出量，糖尿病人測血糖、打胰島素；終於熬到天快亮了，六點協助今天要開刀的病人更換手術衣、打上點滴，測量生理數值，整理病床，並協助插鼻胃管的病人灌流質食物；七點再幫病人翻身，收拾雜物準備交班。

　　其實上述這些工作只是每天基本要處理的護理業務內容，也就是所

謂的「基本款」工作；期間還需要應付呼叫去幫病人抽痰、打止痛針、
攙扶如廁等，若有患者病危或插管，那幾乎是不可能坐下來好好喘口
氣。最後交完班還需要把未完成的護理紀錄完成，往往到上午十點左右
才能結束工作，更別說如果有額外的突發狀況，那就可能要接近中午才
能下班了。

護理師的重要角色

辛苦的護理師是醫療團隊中在第一線照護病患的醫療人員，也是人
數最多、工作範圍涵蓋最廣、最艱辛的一群幕後工作人員；其實在醫療
過程中，護理人員扮演了多重角色，諸如照護提供者、病患代言者、個
案管理者、復健或健康促進者、教學者、諮詢者、護理研究者等，因此
醫院在考量智慧醫療的過程中，護理部門一向都是首要的實施對象。

例如進行護理相關紀錄電子表單開發，各式條碼作業系統（給藥、
檢體採集、輸血等）、流向作業（藥物、檢體、血品等）及管制藥品給
藥管理系統之開發等工作，因管制藥品成癮性高，如不當使用易造成藥
物成癮。一旦護理人員能從繁瑣且制式的工作中節省時間，就會有更多
心力集中在病患的照護上，讓醫療更有溫度。

整體來說，傳統護理系統規劃上以病患的就醫與用藥安全來設計，
達到護理流程簡化及提升病人安全之目的。實務上應優先完成電子表單
或病歷內容的流程標準化及整合，並確認完整且正確地持續收集資料，
在智慧醫療的應用上才有價值。

傳統醫院導入智慧醫療時，護理站的電子白板、病房內的數位床頭

卡能有效提高工作效率,此外,自動化資料派送系統不僅提升病房醫療品質,也可減輕醫護人員的工作負擔。過去醫護人員記錄病患的資訊,資料常散落於院內不同的資訊系統中,往往要開啟許多介面切換,花費大量時間查詢病人相關資訊。

智慧化電子白板的設計應著重於改善醫護工作流程,與醫院現有的醫療及護理資訊系統結合,提供住院期間醫療照護所需的各種資訊,例如:病人基本資料、特殊提示、護理師值班資訊、照護團隊資料、手術和檢查排程、病人動向、環境介紹等。透過系統化的整合資訊,電子白板能即時顯示最新的資訊,且應用於不同的病房,如一般病房、加護病房、手術室、急診室等,還能提供重要護理資訊的提醒或警示,減少傳統手寫所耗費的時間及抄寫錯誤的可能。

理想的智慧醫院中,從病患進入醫院開始,掛號、報到、繳費、檢查、住院、手術等,透過智慧化的服務,可改善以往病患久候、諮詢困難等問題,並且能夠優化醫護工作流程、效率,進而提升病人安全。

智慧診間與候診區

一般民眾在醫院就醫時,最有感的就是診間叫號系統,若能透過健保卡完成報到後,就可以即時呈現看診進度;民眾不方便久候時,還可以掃描 QRCode,隨時在手機上看到即時看診進度,以及自動過號再診的排序;或臨時公告公播,不僅可以方便就醫患者,同時提升護理人員工作效率,減少看診時在診間被打擾的機會。

至於智慧生理資訊量測站,可多功能整合生理資訊之量測,例如身

高、體重、心跳、血壓、體溫等，還可將檢查數據立即上傳至後端伺服器，整合至醫院之醫療資訊系統，使醫護人員可即時取得患者剛量測到的資訊。

　　有的醫院會考慮在診間設計衛教平台，依據病患疾病種類推播相關衛教，增加病人觀看意願，降低醫護人員重複說明的負擔，並且做問卷或滿意度調查，加強使用效率。當然亦可針對如兒科診間或候診區設計多媒體互動系統，透過數位化互動衛教，活潑輕鬆的方式減輕孩童對醫療環境的不安與焦慮感，取代傳統遊戲區，同時減少維護人力與降低院內感染問題。

智慧護理站

　　護理站之基本設計為滿足醫護人員在照護病患所需之所有資訊，減少往返病房與護理站之次數，達到增加直接照護病患的時間。例如配置護理師專用手機的好處就很多，不僅可以將病患資訊結合 e 化車或是平板推播，亦可即時接收病患警訊，隨時隨地以點選、自動匯入、語音或拍照等方式記錄病人即時資訊。另外像壓力性損傷之分級與照護，是第一線護理品質之重要指標，即可以護理師專用手機拍照並輔助分級與照護決策。

　　同時在護理站應設計以整合式紀錄網頁為主，不僅可建構跨系統、跨單位使用之精簡及標準化護理紀錄介面，還可結合手機或平板電腦等工具，讓資料輸入更即時且正確。此外，智慧型護理平板電腦也能協助醫師提供服務，像是巡房或是輔助病情解說等工作。

　　至於在智慧護理控制台，可以輔助醫護人員進行訊息傳達、交班事項管理、病床狀態監控管理等，若能結合生理數據檢測紀錄以及給藥紀錄、點滴滴空通知、異常事件警示，則更可提升病房作業效率。

　　此外，語音及影像輸入功能有其即時性，如生命徵象、I/O 表單紀錄、臨時處置、急救醫囑等，利用資訊科技可以迅速進行護理師床邊照護的即時紀錄，或是特殊病患的查房紀錄，有效地節省記錄時間。例如傷口判斷之紀錄，可配合手機進行傷口拍照，再將影像依傷口照護準則自動進行智慧分析，除完成傷口紀錄外，另可配合護理站後端照護決策系統提供建議之照護內容，在較為複雜的傷口照護上，可更為有效增進照護品質。

　　至於數位床頭看板，可即時讓住院病患了解住院期間的資訊，也可結合家屬留言板，提供與醫護人員溝通的另一個管道，同時藉由護理站的電子白板，統整如病患資訊、醫療照護團隊、入出院名單、特殊醫療註記、病患呼叫通知、手術排程、檢查排程、當日照護動態等，透過電子白板一目了然，提升照護品質及工作效率。當然智慧排班系統還可整合工作人員年資、是否為主管、排定人員出勤表、休假等資訊，配合圖表可快速呈現單位人力狀況，也可節省單位主管排班時間。

　　此外，若能夠結合儀器設備定位暨管理系統的開發，配合護理站電子白板應用，可即時了解儀器或設備正確位置，像是輪椅、推床之借用，節省人員盤點時間，提升跨單位儀器、衛材借用時流通之便利性，同時亦可設計簡要介面或是語音進行定期保養及叫修。

　　相信讀者或多或少都有到醫療機構看診的經驗，對護理人員應該都

不陌生。在大家心中護理人員有怎樣的既定形象？專業、忙碌、嚴肅、親切、熱心、辛苦……，不一而論。

在今年農曆年前，為了阻隔新冠肺炎進入院內的風險，成大醫院在停車場上築起有如戰地醫院的肺炎檢疫站。成大醫院副護理長謝雲涵寫道：「這檢疫站帳篷瞬間搭起、燈火通明，卻是最接近黑暗的地方，但也是我和夥伴們勇往直前之處。」真誠感人。

至於筆者呢？在某一個令人昏昏欲睡的午後，在醫院走廊忙碌奔走的人群中，我偶然經過了醫院婦產部門中的待產室，聽見病房內傳出溫和的鼓勵聲，護理師耐心地握著產婦的手，說明應該如何用力云云。時空流轉，多年後的現在我仍對這一幕溫馨畫面無法忘懷，也讓我們再一次向這一群現代南丁格爾致敬。

21 病房聰明守護你

智慧病房的設計與建置在國內蓬勃發展中，進而帶動病房內的預警系統發展，AI 預警系統可時時注意有較高風險的住院患者，提前預警使醫護人員能及時因應，保護病患安全的同時也能減輕醫護人員的負擔。

王太太接到電話，被告知兒子家豪食物中毒住院，急急忙忙趕到醫院，又花了一點時間尋找家豪所在的病房，輾轉終於看見臉色蒼白的兒子躺在床上，左手正在打點滴。此刻護理人員正好進來查房，簡單查看家豪的狀態後就離開病房，王太太看著兒子已經見底的點滴瓶，和桌上需要按時服用的藥袋，按耐不住心中的抱怨，急匆匆走出病房，去找護理人員了……

這樣的情況在各大醫院中並不少見，甚至可能因此產生糾紛。媒體報導的諸多醫療糾紛事件中，經常都與醫療作業中病人的安全有關。「病人安全」不僅是醫療品質的根本，也是醫療照護提供者和病人之間最基本的共同目標，唯有醫護人員與一般民眾對病人安全重視才是最有效的辦法。

在科技發達的今天，如果可以利用監視或與各種監測裝置，適時提醒打針、服藥，甚至透過病房監視器的偵測，發出諸如病患跌倒等各種

突發狀況的警示，不但能減輕醫護人員的負擔，也能讓病患住院更舒適自在。

智慧病房

　　近年來醫院為提升科技感形象，常採用電子床頭卡顯示病患資訊及照護團隊，除可提供醫護人員進行病人身分核對，病患及家屬也可藉此了解照護團隊成員。床頭卡之建立可迅速呈現關鍵資訊、數位緊急通報、點滴照護等即時資訊，確實能有效增進醫病溝通。

　　此外電子房門卡連接至數位床頭卡或床邊照護系統，隨時更新病患及病床狀態，如：基本資料、房內狀態、巡房註記、病患動態等，甚至可顯示病房狀態，例如清潔中或是消毒中。醫護人員可從房門預先了解病患目前狀態，減少打擾的可能性及提升效率。

　　至於智慧床邊照護系統的設計更具多樣性，例如以病患為中心的床邊照護系統，可包含照護醫療團隊、診療計劃、手術及檢查排程、疼痛評估、入出院須知、環境介紹、訂餐服務、衛教資訊、娛樂功能、用藥資訊、護理人員呼叫功能、護理站發送廣播訊息、視訊通話等，甚至必要時可進行數位簽名，以及表單文件之管理；藉由加強資訊整合，提升醫病關係，使照護更有效率。

　　至於在病房內的點滴注射，常常是病患或家屬的心頭大患；所幸有智慧型點滴監測器的設計，可提供一般點滴滴注時之警示說明，例如即將滴注完畢、滴注速度改變、滴注處腫脹或發紅等，減少護理人員處理點滴所花費的時間及額外醫療成本；近來甚至發展出語音提醒功能，減

少病患及家屬對於點滴滴注異常現象之焦慮。至於目前新型的智慧輸液幫浦或電子點滴卡，更可自動連結醫囑，減少護理人員手寫錯誤或幫浦設定錯誤等問題。

也有醫院為維護病患安全，特別針對像是手術後之病患，使用離床報知器來提醒護理人員異常狀態。因現行離床報知器裝置大多為床墊合併簡單警報器，頻繁的假警報常使護理師疲於奔命，若可改善離床報知器的精準度，例如加入床邊之紅外線感測器，甚至是遠紅外線畫面，確認是否為假訊息，並整合至護理師手機或護理站畫面，將可大幅改善照護人員之工作效能。

智慧預警系統（e-Alert system）

國內在高齡化且少子的趨勢下，未來醫院的醫護人力將不足以應付照護需求，此時推動全方位智慧醫院的發展，將成為改善國內醫療環境的重要契機。在一般醫院內之預警系統，大部分是指在醫療科部，針對個別病患提示可能發生危險的示警資訊，並作出相對應的行動與因應措施，減輕帶來的傷害。智慧醫院內可設計各項預警系統，搭配資訊技術，以主動提醒、預測、預防可能發生的事件，進行及早預警或積極干預，將能有效遏止意外事件的發生，進而提升醫療品質及維護病人安全，改善醫病關係。

此外，醫護人員與人工智慧合作是必然的趨勢，醫院為降低不必要的風險，需要許多具有「智慧」的輔助醫療監測系統，適時提醒醫護人員提早因應。當然最直觀的作法就是在醫療場域中運用現代科技如 AI、

雲端計算、醫療物聯網（IoMT）等創新模式，不但有機會提高醫療照護的效率，減輕照護人員的負擔，更可能進一步打造以病人為中心的醫療新技術與服務。

智慧急診現場管理系統

　　急診現場管理與預警系統可協助醫護人員快速掌握病人的病情與急診現場即時狀態，對於影像報告傳輸之當下進度、檢驗檢查等候過久、血液檢查危險值等重要資訊，透過目視管理與顏色管理，以不同顏色及

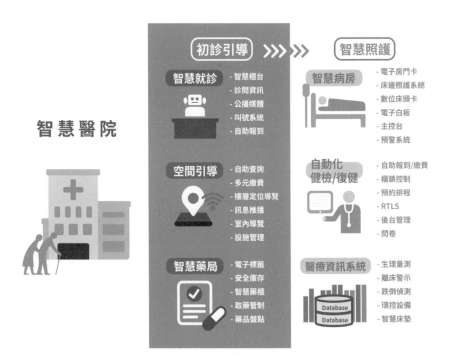

圖十　典型的智慧醫院之基本設計

圖示來呈現，無須點選及查詢，就能讓醫護人員迅速了解急診現場的重要警訊，立即針對問題進行處理，藉此加速急診作業流程及改善病人的就醫感受，同時亦可減輕病人及家屬等候的焦慮。

此外，類似急診現場管理之需求，當病患住進加護病房時，醫師與主護之護理師亦需要一套類似的預警系統，能自動顯示在床病患當下病情嚴重程度之指標，以及迅速得知病患目前身上留置管路（如尿管、血管、氧氣管或其他管路）之正確位置；值班醫師可以從預警系統儀表板上的即時資訊，依指標顏色分辨出每位病患的嚴重度，決定優先處理順序；也可以從儀表板上，檢視每位患者術後最新的評估和檢驗等相關數值，做出醫療決策。當醫師提早得到預警數值，就可以提早準備相關作業，達到透過人工智慧技術來提升病患安全之目的。

此外也有醫院特別針對慢性呼吸道疾病病人，設計呼吸道疾病預警系統，透過穿戴式裝置以記錄生理訊號，加上隨身空氣品質偵測裝置以記錄環境參數；累積足夠數據後，依據此建立個人化呼吸道疾病預測模型，並提供長時間病情變化之追蹤工具。未來也許可充分利用 AI 技術，促使治療疾病轉變成提早預警的照護，提升整體照護品質。

產業的機會

圖十（P.189）為一個典型的智慧醫院之基本設計，近年國內智慧病房的設計與建置，如雨後春筍般欣欣向榮，就連帶在病房內的預警系統，也推出不少解決方案。例如美國食品與藥物管理局已部分核可一套名為 WAVE Clinical Platform 的 AI 演算法平台，允許這套病患監視與預

測平台系統在醫療機構中使用。該平台宣稱其演算法可針對病患做到危機預測，這套預警系統可識別生命徵象不穩定之高風險住院患者，根據實測這套 AI 系統在提供病患惡化預警方面，平均可比臨床醫師提早達六小時，目的在透過提前預警及早因應，有助於提升病患安全及避免惡化的可能。

WAVE 是第一個獲得 FDA 臨床許可的 AI 預警平台，也是結合使用病患電子病歷與 AI 演算法的商用產品，未來將於美國主要醫療院所提供臨床使用；但若要實際提供持續性的醫療服務，依法規未來就必須以專為 AI 模型而設立的標準或是協定來進行完整的安全評估。

拜近年智慧醫院之蓬勃發展，除了透過預警系統與 AI 技術整合，幫助醫院的照護團隊快速找到病況惡化的病患，適時的給予醫療照護之外；更有醫學中心將 AI 導入門診，透過醫師豐富的臨床經驗使得判讀與診斷更加快速，能夠有更多時間與患者互動，這也更貼近人性化的智慧醫療之初衷。

22 生病時，如何安全用藥？

　　隨著全球生技藥品產業蓬勃發展，延伸出各式嶄新的生技醫療產品，「安全用藥」永遠是不可不慎的議題，但我國目前遇到藥物不良反應僅靠通報，是否有些緩不濟急？

　　美國 FDA 在二○一五年正式核可第一顆由「3D 列印」自動印出來的「藥」，這種藥是一層一層列印出來的，具有緩慢釋放藥效的作用，同時可控制釋放劑量；未來可以利用這樣 3D 列印的技術，不斷地客製化成「印」出一顆一顆的「個人用藥」上市，或在各式各樣材質的中高階醫材中，列印出口腔醫學上所需之輔助醫材，如牙齒或人體組織等。

　　另一個與用藥安全相關的議題，自然是廉價且宣稱有相等療效的學名藥[1]是否可以替代原廠藥？學名藥的發展，一直備受社會大眾關注，二○一八年在中國上映的一部電影《我不是藥神》也不遑多讓，不但獲得第五十五屆金馬獎的最佳男主角、最佳新導演以及最佳原著劇本，也把「天價藥」問題再次推上檯面，矛頭直指醫藥專利權，引發了一場有關藥價與智財權的討論。

---

[1] 學名藥（Generic）一般而言是指專利過期後的藥物，當原廠藥的專利過期後，其他藥廠以同樣成份與製程生產已核准之藥品，其在用途、安全性、效力、給藥途徑等各項特性上，皆可以與原廠藥完全相同或具有生物相等性。

　　此外，目前全世界正在傳播中的新型冠狀病毒，迄今仍無有效疫苗，美國吉利德（Gilead）藥廠研究開發的「瑞德西韋」（Remdesivir）也正積極進行臨床試驗，首批感染新型冠狀病毒的新冠肺炎重症患者也將接受新藥試驗，當然病人用藥安全的議題，屆時勢必也會被推上檯面。

便利、快速與安全

　　先進國家對於民眾用藥安全非常重視，不論是處方用藥或是非處方性的成藥，都會由國家食品藥物管理單位進行管制。藥品上市前雖經臨床試驗，確認其療效及安全性問題，但因為臨床試驗有所限制，例如試驗時間、試驗人數、使用族群等條件不同，藥品上市後，仍可能發現未知或未預期之風險。同時，一般民眾和藥商對於藥品安全認知的落差，讓食品藥物管理單位不但有責任監督藥品的副作用，同時還要監管藥品動物實驗及臨床實驗的結果，並在藥物上市後持續進行管理與監視。

　　我國的食藥署也以食品與藥物的安全守護者為願景，近年來除了主動建構完善食品藥物安全管理體系，同時也落實在消費者藥物使用安全保護議題上，得到社會大眾的肯定。近年來一些特殊用藥安全事件，例如之前部分藥廠使用碳酸鎂、碳酸鈣等非典型原料藥，卻未遵循相關管理程序之問題；或國際知名藥廠胃藥含致癌成分風暴等事件，皆曾引起社會大眾恐慌及疑慮，也使民眾警醒，對於用藥安全更加重視，以維護自身健康。

　　早期民眾用藥模式甚為簡單，最常在醫院藥局領藥，或是至藥房購

買醫師所開立的處方用藥。但隨著社區藥局漸漸普遍，越來越多超商與連鎖藥局結合，成立複合式門市，為消費民眾帶來更多便利的服務，用藥模式轉變至經由藥局的藥師給予建議用藥，使用更容易取得的成藥；在你我的隨身包中，可能至少就有一種坊間能買到的成藥，隨時用來緩解生理上突如其來的不適感，這使我們與藥物的距離更加緊密，也讓許多藥廠願意投入更多研發力量發展便利且有效的新藥。

這些多元結合的改變，為我們的生活帶來更多便利，但快速與便利性發展的背後，不單只有正面效益，隨之而來的問題也漸漸浮出水面；像異業結盟所開設的複合式商店，對於藥師的需求會比以往更大，考慮到營運成本，是否能隨時都有藥師在門市為藥品販售把關，已是其中一項重大考驗。

除此之外，藥物取得的便利性提升後，導致藥物濫用的成癮性與用藥不當的風險大大提高。因此藥物主管機關持續進行藥物濫用分析及風險溝通，並宣導、建立民眾用藥正確認知。儘管藥物能舒緩或預防病症，但正常服用藥物，仍可能會出現不如預期的治療效果或生理上的不適感，我們稱之為「藥物副作用」，也是用藥安全風險中的主因之一。

在藥物上市前，藥廠會在藥品的仿單上──也就是摺疊在藥盒裡，看起來不起眼的紙張，註明所有副作用的發生率。但往往隨著使用病患人數增加，有可能出現與統計資料有很大出入的現象。當然藥物有成藥與處方用藥之分，處方用藥作用相對較強、副作用較大，使用前必須由醫師開立醫師處方才能取得。

藥物不良反應

其實藥物副作用並不罕見，每個人基本上都曾或多或少受過藥物副作用的影響，舉凡像吃了治療鼻塞或流鼻水的感冒藥後，會覺得有嗜睡感；又或者在擦拭某些藥品後，出現輕微紅腫發癢等現象。上述都是很常見的藥物副作用，這些看似輕微的副作用，並不會嚴重影響我們的生活，但事實上相同藥物可能對不同人產生不同程度的副作用，輕則如上述不適的例子，重則影響日常生活或危害生命，是用藥安全上不容小覷的議題。

藥物交互作用指藥物與藥物之間互相產生的反應，既可能使藥效增強，也可能使藥效降低，或者出現在單獨服用時不會出現的全新藥效。當然藥物和食物（例如柚子或葡萄柚）之間也可能產生類似的交互作用，這是藥物安全中另一個重要的議題。造成藥物交互作用的機轉是相當複雜的，例如在臨床上抑制代謝作用，是造成交互作用中一個很重要的因素。同時在造成藥物交互作用的因素中，年紀及服用藥物種類增加，都是造成藥物交互作用的重要因素。部分民眾常服用的國內外保健食品成分與藥品並用時可能會影響療效，這也是一種常見的藥物交互作用[2]。

---

[2] 係指抑制體內用來代謝特定藥物的酵素，通常存在於肝臟中。通常當肝臟代謝酵素被抑制後，可能會使需要被代謝的藥物在體內停留的時間延長，導致藥物於血中濃度升高，增加藥物不良反應發生的機率。比較特別的是，一般民眾不知道抑制藥物代謝作用的時間可能長達數小時甚至數日，也就是說即使將某些食物和藥物分開吃也無法完全避免此交互作用。例如柚子與葡萄柚中含有呋喃香豆素（Furanocoumarin），當與特定藥物一同服用，會有交互作用問題。國內就曾有病患吃完降血脂藥後再吃柚子，差點引發橫紋肌溶解症的案例。
其中有六大類常見可能會與葡萄柚或柚子產生交互作用的藥物，包含心血管用藥可邁丁、降血壓藥──鈣離子通道阻斷劑、降血脂藥品（Statin 類）、心律不整用藥、免疫抑制劑及少數鎮靜安眠或抗憂鬱、焦慮、癲癇等藥物。因此藥師建議在服用特定藥物期間，還是避免同時大量食用柚子或葡萄柚會比較安全。

　　為了降低副作用所造成的危害風險，最簡單的方式就是設立藥物副作用通報的管道，藉由醫療人員或一般民眾的主動通報，來追蹤各種藥物的安全性，並即時更新藥物安全警訊提醒醫療院所與坊間藥局以降低用藥風險，我國目前是由食品藥物管理署來負責建立藥物副作用通報的管道，稱為藥品不良反應通報機制[3]。

　　但是僅依靠通報是否緩不濟急？這表示每一項藥物都要有相關事件發生，該藥物的風險問題才會浮現在檯面上。在科技發達的現在，電腦科學家也設法使用人工智慧分析已知的藥物不良反應，來偵測潛在的藥物不良反應。

案例分享——以 AI 系統有效預測藥物不良反應

　　依據世界衛生組織的定義，藥物不良反應指：藥品在正常劑量使用的情況下，卻出現非預期且有害的症狀。藥物不良反應一直以來都是各國衛生主管機關很重視的議題之一，根據美國 FDA 的統計數據，每年雖有數百萬人通報藥物不良反應，但仍有超過一百萬人因此受害或致死；且在二〇〇九至二〇一八年公開的一千萬筆藥物不良反應紀錄中，約有百分之五十為嚴重或危及生命的副作用，其中更有百分之十的嚴重副作用導致病患死亡。我國食藥署自一九九八年建置藥品不良反應通報系統，所接獲的藥品不良反應通報逐年增加，至二〇一七年已達一萬五千四百二十二筆，其中六千一百九十九例屬嚴重或危及生命，且有六百二十七例導致死亡。

---

[3] 全國藥品不良反應通報系統由衛福部食藥署建置與管理（https://adr.fda.gov.tw/）。

　　藥品上市初期，仿單上所記載的不良反應是來自開發與臨床試驗階段所觀察到的資訊，往往是常見及發生率較高的案例，因此較少見的不良反應需藉由藥品上市後的安全性監測系統持續追蹤，才可能發現。藉由民眾或醫療人員自發性回報藥物不良反應，收集用藥安全相關資訊，為各國常用的方法之一，但根據非正式調查，由於通報的管道及描述方式過於複雜，在台灣約有九成以上的藥物不良反應事件並沒有被通報，導致無法對藥物的不良副作用進行有效追蹤。

　　為了盡早發現藥物可能潛在的不良反應，提供給相關的醫療人員、藥物研發或風險管理專家作為參考以降低用藥風險，筆者所領導的 AI 跨領域研究團隊利用人工智慧及深度學習之方法自動從生醫文獻中進行探勘，根據全球知名上市藥物副作用資料庫 SIDER4 的紀錄，將二〇〇九年及二〇一二年的九百七十九種藥物、一千三百二十五種副作用當作訓練資料（其中有七百四十七種藥物共同記錄在二〇〇九年與二〇一二年的報告中，另外兩百三十二種新藥物僅出現在二〇一二年的報告中），設計出藥物潛在不良反應之 AI 偵測模型。

　　研究人員根據目標藥物在公共資料庫 PubMed 上納入數百萬筆相關的醫療文獻進行文獻探勘，利用深度學習網路建立藥物不良反應之偵測模型，成功預測出七百四十七種藥物出現的新不良反應及預測兩百三十二種在二〇一二年的新藥物潛在的不良反應。由於該預測僅使用藥物說明書與化學結構式等資訊，即可自動預測得到兩百三十二種新藥可能存在的藥物不良反應，該論文被刊登於《醫學網路研究期刊》（*Journal of Medical Internet Research*）後，一週內立即引起美國社群

媒體 Inside Digital Health 重視，並透過電話專訪及報導。

本案例根據 AI 模型所預測的結果，可預先提供臨床醫療人員藥物可能具有額外潛在副作用的資訊，進而降低病人遭受不良反應影響的風險。同時由於該模型具有良好的擴充性，可以適時調整需監測的目標藥物與增加可能產生之不良反應的種類，達到更彈性的預測能力，在應用的擴展層面上，未來該 AI 預測模型也能結合病人的醫療資訊與個人藥物代謝資料，進而整合成具個人化功能的藥物不良反應預測系統，輔助醫師在開立處方或藥師進行處方評估的同時，提供用藥風險資訊作為參考，也為病人安全用藥提供另一個可行的方案。

藥物不良反應確實是民眾在用藥時的一大困擾，當然以病患為中心的安全用藥，永遠是未來關於「病人安全」議題上值得努力的普世價值。隨著全球生技藥品產業蓬勃發展，新穎又多樣化的新興生技醫療產品不斷上市，國際上相關管理法規與體系亦應隨之跟進，尤其面對近年日益精緻化的藥政管理趨勢，我國藥政機構應即時因應，以期能創造政府、醫藥業者、民眾三贏之局面。

23 老藥也可以變出新把戲

新藥從開發到上市需要花上十年的時間，但由 AI 自大量文獻中快速學習、挖掘分析，自動推論現有藥物的新資訊，就可以大幅縮短藥物開發流程。AI 正在改變藥物研發的歷史，尚無解藥的病症在未來也能有更有效且安全的療程。

大約距今三千多年前，古埃及醫學文獻《埃伯斯紙草文稿》記載古埃及人將柳樹皮用於消炎鎮痛；在當時沒有任何通訊的可能，繞過大半個地球且同為四大文明古國的中國，竟然也約略在同時期或甚至更早，發現了柳樹的藥用價值，據《神農本草經》記載，柳之根、皮、枝、葉均可入藥，有祛痰明目，清熱解毒功效，外敷可治牙痛。至於近代醫學是一直到一八二八年，由德國藥學家巴克勒（Johann Buchner）首次從柳樹皮中提煉出活性成分水楊苷，也就是後來阿斯匹靈（Aspirin）的雛形。阿斯匹靈是名副其實的百年老藥，許多新功效和新作用近年來逐漸被發現，例如在心血管疾病預防和治療上；甚至研究人員發現服用阿斯匹靈的人患膽管癌的風險顯著降低，但抗腫瘤的機制尚不明確。

此外，像是普萘洛爾（Propranolol）本來是治療冠心病和高血壓的經典藥物，最近被發現可用於骨質疏鬆症和黑色素瘤的治療；西咪替丁

（Cimetidine）本是治療消化性胃潰瘍的藥物，最近被用於治療慢性阻塞性肺疾病以及人類免疫缺乏（HIV）病毒感染。

「老藥新用」

由於新藥物研發需要投入大量時間、金錢與人力，並且需要反覆的實驗，因此針對已知上市藥品進行「老藥新用」發掘，有其必要性。老藥新用已經有許多成功的例子，其中最知名的應屬阿斯匹靈，以及原設計作為心絞痛症狀用藥，後以改善性功能障礙聞名的威而剛（Sildenafil）。其中阿斯匹靈如上文提及不斷被發現新用途，不論是新適應症或新劑型，到目前為止都有成效不錯的治療功效。

老藥新用不但能節省下開發新藥的成本，也能縮短患者等待「救命」的時間。若以人力一一比對，在科學發達的現在是不切實際的，於是電腦科學家們又想到了擅長整理大量數據並進行多條件交叉比對的人工智慧方式來幫忙。

案例分享——AI 自文獻中推論新藥物資訊

在人工智慧引進藥物設計的議題裡，可以利用藥物的化學資訊、文字描述、或臨床上的實驗數據，當作我們讓 AI 模型學習的素材，藉由多樣化的資訊轉換與擷取後，這些素材逐漸轉變為利於模型判斷的資訊，此時就能根據不同的學習目標來完成特定的「推論」工作了。

以稍早提到的特定藥物之副作用的預測，如果依照傳統人工式的方法，我們會花很多時間在整理相關醫學文獻上，主要時間都耗在尋找重

要的資訊，最終還需要驗證結果，使得過程極其繁瑣。若我們利用文獻探勘的技術結合深度學習，就可以讓電腦在短時間內從上百萬篇文章，找出覺得可能有關的資訊，剩下只需由藥物研究人員接手進行驗證與實驗，就可以節省很多資源與時間。

建立學習機制

　　舉一個淺顯易懂的例子來說明，想像已有成千上萬篇醫療相關的文章或報告，等著我們來處理；我們需要先讓電腦系統知道在一片汪洋的數據海中，要特別注意哪一些資訊。接著要建立一個機制或是模型，擔任電

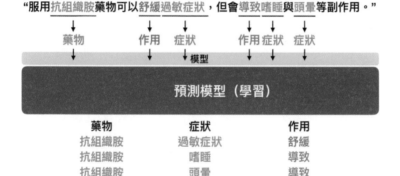

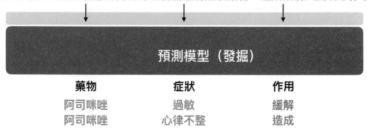

圖十一　自文獻中推論新藥物資訊之流程

腦語言和自然語言之間的翻譯，將這些文字資訊轉換成有意義的數字；因為電腦只能分析數值，我們必須用電腦能解讀的形式才能進行數據分析。

如圖十一（P.201）所示，在步驟（A）中我們必須先定義何者為重要資訊，例如：「舒緩」是一種「作用」，藉此來讓模型了解什麼是應該要特別學習的資訊。當要讓預測模型開始學習前，我們要將上述的資訊，透過模型轉換成數值以利該 AI 模型學習。如此一來，在步驟（B）我們就可以利用該模型對新的句子擷取重要的字詞與資訊，例如：「心律不整」會被預測為一種「症狀」。

上述的兩個步驟相當重要，如果定義的方式沒有根據或不夠明確，容易產生大量的雜訊，導致預測出來的結果正確性不足，可信度不高。

接下來便能將這些資訊放進 AI 模型裡學習了。學習的方式非常多種，每種模型設計都有特別著重的地方，不過主要都圍繞在一個核心上，就是從事先已知或是定義好的資訊中逐漸學習，進而發現沒有定義過的新資訊。

當學習階段結束後，我們就可以將其他未曾嘗試過的資料放入模型中，進行新資訊發掘。到此我們已經可以明確想像這個技術被運用在「老藥新用」議題上，也就是現有藥物尋找新用途的方式；利用文獻探勘與深度學習，在大量文章中挖掘分析，並自動推論其他新用法或是新作用機制之可行性。

AI 深度學習大幅縮短藥物開發流程

筆者的研究團隊曾經針對四種主要癌症之化療用藥，如 Celecoxib、

Raloxifene、Erlotinib、Rapamycin 等藥物，以深度學習預測的方式，成功預測這些藥物在其他疾病上可能之應用；至於在實際驗證方面，也在美國食藥署所提供 ClinicalTrials.gov 網站上明確找到該藥物正在進行用於其他新疾病之實驗證據。

　　除了針對大量醫學文章進行文獻探勘，來尋找藥物的副作用或老藥新用的可能性外，也可以預測藥物的化學結構資訊並應用在藥物開發上。在藥物開發上，可以利用深度學習來預測新藥物的化學結構，進而模擬與評估新藥開發的可行性。像是研發預防病毒的疫苗過程，以最近民眾關切的新冠肺炎之新型冠狀病毒的疫苗為例，雖然科學家已經完成了新型冠狀病毒的全基因組測序，並開發了快速檢測試劑盒，但是目前尚無抗新型冠狀病毒的藥物核可上市，而新藥從實驗室研發到上市往往需要十年左右的時間。

　　在藥物開發中的第一階段，以往需要大量人力及電腦比對來尋找各種藥物組成的可能，也需要耗費大量時間與人力成本。但是當利用 AI 深度學習來輔助研發時，可以對藥物的化學結構與目標（像是病毒）的蛋白質，進行結合可能性的預測，也就是一種能在短時間內模擬上千種藥物反應，進而達到大幅縮短藥物開發流程的方式。有興趣的讀者可以參考二〇一九年六月被美國禮來（Eli Lilly）藥廠收購的 Atomwise 公司，就是一家將深度學習模型商業化並用於藥物探勘的公司，他們正在利用類似的方式尋找可做為伊波拉病毒疫苗的藥物。這些研究與應用正在漸漸改變藥物研發的歷史，也為未知或尚無藥物可治療的病症帶來一絲新的曙光，讓我們未來有機會得到更有效且安全的治療療程。

延伸閱讀 主題相關之新創公司及產品

Accolade Health	Jvion Machine
Atomwise	Numerate Inc
Ayasdi Healthcare	Optum, Inc
BenevolentAI	Pieces Tech
BERG Health	Qventus Inc
Conversa Health	Recursion Pharmaceuticals
Corti	Sotera Wireless
Exscientia	twoXAR Pharmaceuticals
GNS Healthcare	UpToDate Healthcare
Insilico Medicine	

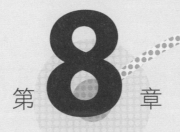

第 **8** 章

眼見為憑
——電腦輔助診斷與數位病理學

我們應該停止訓練放射科醫師了（quite obvious that we should stop training radiologists），因為再過不了多久，人工智慧系統將可以完全取代放射科醫師閱讀 X 光片。這類將被 AI 取代的工作，其危險程度就像卡通片當中那一隻很爆笑的土狼，已經衝過懸崖邊了，只是還沒有向下看而已（the coyote already over the edge of the cliff who hasn't yet looked down）。

二〇一六年被稱為 AI 深度學習之父的辛頓教授
公開提出了一個震驚醫學界的論點，
此論點立即引起了全世界放射科醫師激烈的辯論，
討論的重點在於他（她）們應該視人工智慧是一個機會或是一個威脅？

24 巨量醫療影像來敲門了

> 身體健康檢查結果報告總是要等上一段時間，這是因為每一張醫療
> 影像判讀都需要專業放射科醫師才做得到。但我們若能教會有分析大量資
> 料能力的人工智慧判讀醫療影像，不就可以大幅提升醫師的工作效率了
> 嗎！

可能很少人知道，世界男高音帕華洛帝（Luciano Pavarotti）生前
在歌劇院表演的時候，會要求媒體拍攝時，只能拍他的正面；奧斯卡天
后女歌手芭芭拉史翠珊（Barbra Streisand）當年在開演唱會的時候，固
定會把招待的記者媒體席，設定在舞台的左上方。原因無他，因為拍攝
下來的照片將成為永恆的瞬間。眾所皆知，帕華洛帝晚年時，知道自己
很胖，肚子很大，若是從側面拍照的話，實在不體面。芭芭拉史翠珊出
道迄今超過六十年，過去獲獎無數，她知道自己有雙下巴，若是不小心
從前面或是下方拍攝的話，雙下巴的效果會被加乘，所以要求在舞台的
左上方拍攝，因為是最佳角度。

媒體上的名人及公眾人物較不易主張肖像權，所以只能靠這個方
法，呈現自己的最佳視角給粉絲。至於在醫院或診所就診時進行的醫學
影像拍攝上，就沒辦法這麼講究了。有經驗的放射師或是醫學物理師，

會竭盡全力地將患者身上需要拍攝的部位，詳盡地呈現給臨床醫師在診斷時檢視，因此沒這個閒工夫來找尋美美的視角了。

醫療影像報告總是要等很久？

距離現在大約一百多年前，醫師只能透過聽（觸）診或開刀來了解病患身體內部的情況，當然這些方式都有其不精準及高風險之缺點。於是科學家在發現了光線或聲音等會因為穿過介質不同而形成物理變化後，想到能夠透過觀測信號，推論並演算出內部之詳盡結構；很快地也將這些技術應用在醫療上，用非侵入的方式，取得人體內部影像，這些現在被我們統稱為「醫療影像」。

我們都知道到醫院進行身體檢查後，等待報告結果出爐，大約需要一週到一個月不等的時間。病患如果身體出了毛病，一時半刻又得不到結果，時常深感焦慮，甚至可能發生醫病糾紛。醫師也希望能快點告知患者檢查結果，唯獨其中每一張醫療影像判讀都需要專業的經驗累積，才能夠做到，甚至還會出現需要請不同科別醫師會診的情況。於是科學家們開始想像，既然電腦可以學習而且還會不斷進步，若能以人工智慧的方式教會電腦初步的判讀醫療影像，將可以大幅度提升醫師的工作效率並減輕眼睛的負擔。

電腦輔助偵測的巨量影像資料

常聽人說醫院是醫護人員與死神對峙的戰場，第一線的醫護人員是直接面對疾病或傷患的前線戰士，要讓他們快速有效地擊退疾病，必須

有一群強大可靠的後援團隊支援他們。放射科醫師就屬於這個團隊的一員，彷彿偵測敵軍的斥侯，不會直接進行攻擊，但可根據線索找出敵人所在和適合的使用武器，他們在醫院裡便是透過醫療影像找出發病位置及其可能病因的人，也是醫院的影像科學家。

　　一般中型以上醫院之放射科，可細分為「放射診斷部門」和「放射治療部門」，放射診斷醫師與臨床醫師是密切配合的夥伴，臨床醫師握有疾病的攻擊型態情報，即病人的身體狀況，可以大致確定病源的位置和可能原因。而後交由放射診斷科醫師，利用儀器掃描獲得精準位置和成因，找出身體內部確切出問題的地方。舉例來說，心血管疾病的病患除了醫療影像提供的資訊，也需要血液中血糖、血脂等數據才能有更完整的診斷。雙方討論後由臨床醫師決定反擊策略，也就是下診斷並擬定治療計劃，雖然耗時但卻是一個重要的步驟。

　　放射科部門（或稱醫學影像部門）在無數張影像中反覆斟酌，抽絲剝繭找到異常的區域，然後分析這些異常是如何形成的。這需要人體解剖學、生理學、病理學、臨床醫學等多方專業知識，進而作出診斷報告。那麼醫師該如何決定使用哪種影像進行評估呢？圖十二顯示三張醫療影像範例，由左而右分別是電腦斷層掃描、超音波、及 X 光片，均為同一位病人的頭部影像，以下簡介常見醫療影像及其應用場域：

X 光

　　X 光攝影是利用 X 光在不同密度物質中的穿透程度來成像，密度越高、穿透性越低，在 X 光片上就越白，反之越黑。例如骨頭在 X 光片上

就是明顯的白色部位，醫師能透過Ｘ光片觀察骨頭是否有明顯異常，所以骨折時往往需要拍攝Ｘ光片以便醫師診斷。AI權威吳恩達團隊使用美國國家衛生研究院釋出的胸腔Ｘ光片資料，以卷積神經網路做到早期偵測肺病來輔助醫師診斷，在二〇一七年點燃了Ｘ光與人工智慧的火花。

電腦斷層掃描（CT）

　　CT屬於立體影像，是利用Ｘ光掃描人體獲得多張切面，經過電腦重組後呈現的立體影像，單一次掃描就可以產生數百張影像，所以成像品質較清晰、細緻，資訊也較豐富，故在臨床上有機會發現一公分以下的腫瘤。例如心血管疾病的診斷就常使用CT影像做為來源，CT影像亦可看出血管被堵塞的程度，以及病人是否有冠狀動脈疾病的疑慮。以

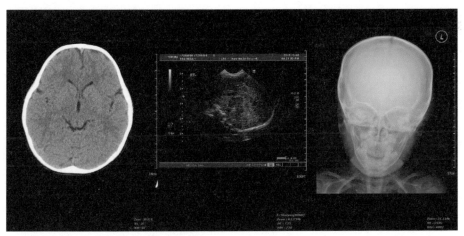

由左而右三張影像分別是電腦斷層掃描（CT）、超音波（US）、Ｘ光片，均為同一位病人的頭部影像（資料來源：成大醫院）

圖十二　醫療影像範例

最近關注度最高的新冠肺炎為例，大部分疑似患者拍攝的都是 X 光或 CT 影像，醫療人員希望能夠透視肺部感染來判定是否確診。

核磁共振影像（MRI）

MRI 也是立體影像的一種，原理是利用非常強大的磁場與人體內的氫質子產生共振，再透過電腦處理共振訊號後成像，可以清楚呈現軟組織和重要器官的結構，像是腦、心、臟器和骨骼關節等，機器掃描一次可產生數百至數千張影像，畫質和資訊量皆優於電腦斷層。惟 MRI 掃描一次費用較高且需時甚長，病患的生理條件需求較嚴格，不適合心肌功能衰弱且年邁的病人。且因為機器會產生強大磁場，也不適合體內裝有金屬支架的病患。

超音波影像（US）

超音波攝影是利用人體組織反射率不同的現象，達到建立內部器官成像的效果，以超高頻率聲波穿透身體後，將反射回來的聲波轉換為畫面，超音波的好處是沒有輻射，所以甚至適合在產檢時用來觀察母體內寶寶的狀況。

心電圖（EKG）

在電影裡常見的心臟波動線條圖就是心電圖，在皮膚表面貼上電極，即可透過心臟跳動時產生的訊號，得知心臟目前的狀態，常用來診斷心室肥大、心肌梗塞、心律不整等心臟疾病。但心電圖提供的資訊較

匱乏，必須與臨床症狀配合才能下判斷。

　　根據衛福部統計，台灣在二〇一七年醫院平均每日門診人數高達四十餘萬，急診將近兩萬人，如此龐大的數量讓醫護人員幾乎二十四小時都駐守在醫院。除了直接面對患者的第一線醫護人員，放射科醫師也承受非常龐大的工作量，這一群隱藏在醫院地下室的幕後英雄，整日流連在成百上千張病患影像資料中，用一雙慧眼辨出異常、讀出「真相」，也就是醫學影像世界裡的「福爾摩斯」。

　　在前一章中，我們看到了護理人員的辛苦，這裡讓讀者也一起來看看放射科醫師的辛苦：「我們工作就是看片子、打報告、看片子、打報告……；做 routine X-ray 掃描、CT、MRI 都要打報告，偶爾需要做上腸胃道攝影檢查。工作量要看排班和運氣，多的時候一天一百至兩百個 CT 或者七、八十個增強（enhance），體檢還不算在內呢！也就是說，在完成當天日常工作之後，你還要寫體檢報告。數量也是看運氣，最多一天一百三十多個 CT 再加六十多個胸部 X 光片，常常早上八點寫到晚上十點報告都沒打完。」所以他們肯定是最期待 AI 自動判讀及打報告的族群了。

　　這些辛苦的放射科醫師每日常態工作超過十二小時，卻僅能消化幾十組 CT、MR 或幾百份 X 光片，相對於求診人數有如杯水車薪，但這個時間成本卻是必要的，因為每一個診斷都可能影響病人的一生。若能藉由人工智慧科技的輔助，將可大幅降低放射科醫師處理個案所需的時間成本，這也是為何電腦輔助偵測與診斷 AI 在醫療上的應用最受矚目。

健保資料人工智慧應用服務中心

　　人工智慧的巨浪早已席捲各國醫療領域，臺灣也積極擁抱 AI 醫療影像分析。衛福部健保署二〇一九年六月成立健保資料人工智慧應用服務中心，首度開放過去民眾就醫十三億張檢查影像，經去識別化後提供公務機關及學術研究機構（含產業應用）申請使用，開發 AI 在醫療影像上的應用，以加速 AI 未來在醫療產業上的發展，值得讚賞。目前許多國家都紛紛推動 AI 輔助醫療的計劃，例如光學大廠富士與日本各大學醫院合作推出醫療影像系統，能快速從系統中存取病患的 X 光片、電腦斷層掃描（CT）等影像資料，並以 AI 程式協助醫師處理資料，減少醫師搜尋與分析的時間，並提升診斷的準確率。國內的臺北榮民總醫院、中國醫藥大學附設醫院，最近亦開辦 AI 門診，利用 AI 輔助醫師進行診斷。

　　需要高度專業知識的醫學領域為何會逐漸擁抱人工智慧？難道 AI 已經厲害到可以成為醫師了嗎？許多人會有 AI 取代醫師的迷思，其實 AI 扮演的是輔佐醫師的角色，減少醫師花費在重複性工作的時間，專注在需要其專業判斷的事務，將大量的資料統合起來，協助醫師更快、更準確地進行診斷或治療。那麼人工智慧是怎麼做到的？人工智慧是一項需要大量資料進行計算分析，才能得到夠準確結果的技術，例如在成大醫院，每年醫療影像可高達三千四百萬張，其中包含 X 光片、電腦斷層掃描、正子斷層照影、心電圖、核磁共振影像、超音波影像等，如此龐大的資料量讓人工智慧在醫療影像領域上得以發光發熱。

25　「瀕臨絕種」的放射科醫師？

放射科醫師在未來會消失嗎？答案是否定的，他們反而能透過 AI 的協助，擺脫負荷過重的影像判讀，並有更多的時間與病患互動、解釋病情，甚至從容地完成細緻的影像報告了。

筆者每年都有機會到國外研討會上發表研究成果，去年底在法國一個智慧醫療的會議上，有一位法國醫師跟我同場次發表研究論文，知道我是電腦科學家，二人相談甚歡，最後終於忍不住跟我抱怨說：「你們設計的 AI 軟體快把我們這些放射科醫師變成瀕臨絕種的動物啦！」

聽起來好像還挺嚇人的？

影像組學／放射組學

目前各大醫院除了病歷電子化，病理資料的儲存也數據化，以 X 光片為例，從過去實體影像在燈光下一張張細細斟酌，到現在直接在電腦螢幕上做分析，且隨著科技進步，醫師可以獲得更多以前在實體影像中無法得知的資訊，進而做出更精確的判斷。除此之外，各部門之間病患資料的流通也更方便，從人力傳遞紙張進步到資料透過網路以高速傳送，資料更不容易因傳遞而遺失。

　　除了訓練人工智慧程式協助醫師初步判讀醫療影像外，目前已經發展很多演算法，可以進一步細緻地分析整個影像。我們可以想像，影像在電腦的世界中，基本上都是以數據方式儲存，那表示若影像被數位化了之後，會有一定規律的數值呈現。其實一般民眾很早就利用這些特性在電腦中進行各種影像處理，也就是所謂的前製或是後製照片，包含大家常用的「美肌」數位相機之影像軟體、修片軟體都是運用這個原理。

　　那能不能反過來輔助醫師分析影像呢？科學家們想到了它的用武之地。也因此為數位化影像奠定了基礎，人工智慧才有機會經由電腦判讀而大展身手，因此一門跨領域新科學就此誕生——影像組學（或稱放射組學，因醫療影像多數使用放射線成像之故）。

　　當然以電腦輔助影像分析的第一步，就是如何從醫療影像中萃取出有用的資訊，依據採取的方式可大致分成以下數種：基礎分析可顯示影像中每個像素的數值分佈，例如 CT 影像中，油脂和骨頭所表現的數值不一樣，可以根據數值座落區域將兩者區分。進階一些的分析是將數值相近的點視為一群，並根據周圍其他族群的出現頻率作為其中一種指標，例如頸部血管壁肌肉與血液應該是相鄰的，當兩者間插入第三者——油脂或其他組織液，就有很大可能性是「血管斑塊」，有機會引發血栓，導致腦中風。另一種是形狀分析，根據影像中目標出現的形狀做分析，如腎臟大小的面積或半徑，可評估是否有腎臟萎縮，或以臟器的形狀位置等獲得解剖學的資訊。最後一種是將原影像的數值轉換到另一個截然不同的空間去分析，像是轉換視角來觀察圖像，原理在於轉換空間後，有更大的機會鑑別出原始影像中不易區別的現象。

　　例如相較於傳統以 X 光片及痰液檢查，低輻射劑量螺旋電腦斷層肺癌篩檢（LDCT），可以提早發現直徑介於〇‧三至〇‧四公分以下的肺部小型結節或是早期肺癌，在腫瘤長大前就及時切除癌細胞。受檢者在閉氣十秒鐘中，就可以完整掃描整個肺部。倘若再運用電腦輔助偵測軟體後續處理，甚至可偵測出〇‧一至〇‧二公分以上的可疑病灶，顯著提高肺癌偵測率，並方便日後依據影像資料追蹤。但是偵測軟體也會因為不同疾病有類似的影像表現，而無法自動判讀出不同疾病，如肺癌合併阻塞性肺病，或是未能將大量良性結節自動排除的問題。

　　為了解決上述程度上之問題，美國 FDA 刻意將電腦上 AI 輔助工作區分為電腦輔助偵測（CADe）和電腦輔助診斷（CADx），當然前者僅標出病灶，後者則會進一步給予疾病診斷和分類。CADx 的風險等級明顯更高，需要更嚴格監管。

　　但 FDA 對 CADx 的態度也在與時俱進，就在二〇一七年七月，FDA 決定將辨識癌症病變的 CADx 降一級，FDA 此舉即在強調「電腦輔助醫療影像在可疑癌症病變之辨識」時，這種軟體基於從醫療影像擷取的資訊或特徵來辨識病變，並且提供病變資訊；因此將其評定為二級，在醫材軟體上降低了送審門檻，未來將可加速促進此類型 AI 軟體的發展。

如何將深度學習應用在醫療影像上？

　　熱門關鍵字如「機器學習捧紅了人工智慧」，彷彿機器真的能和人類一般學習並發展出智慧，以現階段的人工智慧發展來說，如果有明確

指令讓機器去實行其實不難，例如以一台電鍋煮飯，只要設定好時間和溫度，時間到了它就會自動停止加熱並提醒你。真正的困難點在於，機器怎麼理解這個指令背後的意義，是在把生米煮成熟飯，進而自動判斷做出更適當的工作。簡單來說，就是如何從一堆資訊中歸納出真正重要的資訊，演算法程式所要學習的其實就是資訊的表達方式，在人類看來是一串數字，但對電腦而言是一張圖片所表述的核心資訊，既然如此何不讓電腦自己提取呢？或許電腦能找出被人類忽略的重要線索。這個觀念也直接促成了今天醫學界的熱門話題──如何將深度學習的方式應用在醫療影像上。

顯然未來的放射科醫師都有準備成為醫學資料科學家的打算，那麼人工智慧該怎麼幫助放射科醫師分析影像呢？以影像處理的技術來說，常見可大致分為四種任務，影像分類（Image Classification）、物件定位（Object Localization）、語意分割（Semantic Segmentation）和物件分割（Instance Segmentation）。

影像分類即在辨識圖中含有的物件，如同在區域內找出是否有目標物件存在，機器眼中的影像不同於人類，有機會辨識非常微小的異常而做到早期發現，像是應用在偵測腫瘤這種嚴重疾病但是只有微小的影像差異上。知道了目標物件的存在，我們進一步想了解它在哪裡，這就是物件定位，對於治療時該聚焦於哪個地方是很重要的。語意分割其實是合併上述兩者的結果，再進一步描繪出物件的形狀，也就是找出物件的位置和外型。

由於醫療影像所呈現的大部分為人體內器官構造，若能將各器官組

織劃分出來，將大幅降低需要透過比對影像的診斷時間。物件分割則是語意分割的延伸，有了位置和外型的線索，是否能推斷出相同類型之中的不同個體。物件分割除了能做到畫出物件外型，還能從中區別出個體差異，例如人體的左、右心室，兩者在影像中相去不遠，但實際在人體功用差別很大，在治療上所採取的策略可能就有天壤之別。

卷積網路在 AI 影像處理上功不可沒

　　這四種任務在影像處理上是經典議題，影像辨識是分類的一種，用電腦自動偵測影像內是否含有目標物件。當然人工智慧常以卷積網路來實現，這種網路模型讓機器學習和深度學習在影像上得以大展身手，不僅僅是影像分類，在其他任務也表現非常出色。卷積網路是透過卷積的計算將所需資訊萃取出來，如同顯微鏡的功能，顯微鏡只能觀察鏡頭內的景象而不受鏡頭外的物品干擾，所以可專注於當下區域內的資訊，這個區域就是工程上所說的感受視野（Receptive Field）。卷積在這個區域會做加強（卷）和統整（積）的動作，要對哪些地方做加強就是透過機器學習而來，卷積後可以得到這個區域較高維度的資訊，例如紋理或材質，以一張以草地的影像為例，當感受視野中只有草的時候，卷積得到的資訊會是「草地」而不是單一株草，同理，感受視野中只有狗時，卷積得到的資訊很大機率會是「皮毛」而不是狗的身體部位。

　　卷積網路在影像分類上就是利用上述的高維資訊進行判斷，以一張有牧羊人、羊群與牧羊犬的影像為例，會先告訴電腦總共有幾種物件可能出現在影像中，電腦接收卷積後的資訊後就每種物件回答是否存在影

像中,以上例來說若有「人」、「羊」、「狗」這三個物件就需回答存在,其餘則否。在物件定位時有異曲同工之處,定位前必定先判斷物件存在與否,讓電腦判斷為存在的關鍵資訊就會是定位時物件的中心點或起始點。語意分割承接於前兩者任務後,通常需先由人工畫出真正的形狀讓電腦去學,就像人之所以看到羊可以辨識為「羊」,也是因為我們腦海裡有羊的形狀,而電腦其實沒有像人那麼聰明能舉一反三,在這個任務上,電腦其實也在做分類,只是目標從整個巨觀影像轉為微觀的像素,也就是判斷每個點是哪個類別,同一類別堆積起來就會是該類別的形狀。當然物件分割是語意分割的延伸,依然是透過像素的分類達成,只是類別細分至每個個體。

以卷積網路為代表的深度學習,無庸置疑是近年來提升電腦辨識能力以及神經網路模型的一項關鍵技術。能夠根據不同的應用對影像的特徵進行分析擷取,尤其在影像分析處理有相當成功的應用。例如在幾年前經典的 ImageNet 圖形識別競賽中[1],人工智慧在「看特定的圖」這件工作上第一次接近了人類專家,從此,深度卷積神經網路演算法也成了影像辨識主流的研究方向。

AI 模型成為醫護人員的第三隻眼睛

以心血管疾病患者為例,前述的四種任務在輔助醫師進行診斷時都

---

[1] ImageNet 圖形識別競賽是由美國史丹佛大學電腦科學系李飛飛教授早期在二〇〇六年開始的簡單想法,以專案的方式蒐集一個大型影像資料庫,用於視覺目標辨識 AI 軟體研究。多年來該專案已手動注釋了一千四百多萬張影像,以電腦自動判別圖片中的物件。ImageNet 包含兩萬多個典型類別,例如「氣球」或「草莓」,每一類包含至少數百張影像。自二〇一〇年以來,ImageNet 專案每年舉辦一次軟體競賽,名為 ImageNet 大規模視覺辨識挑戰賽(ILSVRC)。

能派上用場，如圖十三（P.221）所示。分類任務在第一步判斷是否有特定疾病，例如有無心肌缺血。若判斷有疾病，則第二步利用定位找出哪裡是缺血的病兆區域，將有疾病的高機率區域視為病兆定位的目標。以急性胸痛來說，胸痛的成因有很多，當急診利用主動脈電腦斷層動脈攝影（CTA）用來評估時，首要目標為排除主動脈剝離；同時因為影像涵蓋心臟結構，心臟心肌的血流灌注情形可以同時被評估，在本案例中就將目標定位在心臟。找到目標區域後，透過分割的動作將缺血的病兆區域獨立切割出來，也就是區分出心臟肌肉與心臟內血液空腔及周圍縱膈腔軟組織等，將物件單一分割出來評估，例如哪一個區域是左心室肌肉，有利更精確的診斷和後續治療。

　　上述屬於胸腔心血管部位的案例，其他受傷部位的輔助判斷也可做同樣應用；例如急診頭部遭撞擊的傷患，當傷者本身是凝血功能不全時，情況更危險。凝血正常的傷患，若只是輕微頭部外傷的症狀，或許不需透過影像剖析人體內結構資訊，有經驗的臨床醫師根據外表和病人描述就可下初步診斷，影像資訊與臨床資訊不易相左。但凝血不足的傷患就有內出血風險，這種外表不能輕易看出的症狀就必須透過影像進一步判斷。以 CT 來說，血塊呈現的顏色就與一般腦組織不同，若真的發生內出血，放射診斷醫師必須立即回報急診醫師，以便進行接下來的治療。在影像中因血塊的顏色與腦內其他組織之灰階數值不同，分類任務可因血液數值不同而辨別有出血情況，定位任務就可標記出血區域，這樣一來就可以用 AI 系統來輔助醫師加速判斷是否為腦內出血

的緊急情況。

　　有趣的事情發生了，以美國的放射科醫師平均年薪三十五萬美元（約一千萬台幣）來說，一般醫院為了節省成本，當然不願意聘請過多的放射科醫師，所以自然將讀片子的工作外包出去了，也就是所謂的「遠距放射科醫師」，目前最常見的是外包給以色列、新加坡、或是瑞士的放射科醫師。他們巧妙地利用與美國的時差，可以在美國晚上時由足夠勝任的外國醫師把所有的片子判讀完畢，然後利用 PACS 系統[2]在明天天亮前透過網路傳回報告給美國醫院。所以實際上部分的美國醫院之影像醫學部門，不是被大量裁員，就是將面臨空間縮小到最小，僅保留少數放射科醫師。

　　但是不知道要說好消息或是壞消息也接著慢慢醞釀，自從有了 AI 判讀系統之後，美國的醫院似乎已經沒有理由再繼續外包給國外醫師了，因為既正確又快速的 AI 系統已經可以徹底取代這一群外包醫師了，所以這樣外包的工作又正在被移回來醫院。

　　前面提到的「如同瀕臨絕種動物」的放射科醫師，事實上會因為有了 AI 的協助之後，出現很不一樣的樣貌。未來他（她）們不再是躲在醫院地下室裡「盯著格子（像素）的動物」，他們會更像真正的醫師，開始有更多的時間穿著醫師袍與病患互動，不管是協助解釋病情，或是有更從容的時間打更細緻的影像報告了。

---

[2] 醫學影像存檔與通訊系統（Picture Archiving and Communication System）是一種專門用來儲存、取得、傳送與展示醫療影像的電腦與網路系統，是目前一般醫院非常普遍的放射科電腦設備。

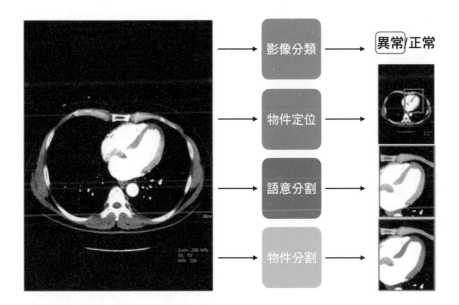

心肌缺血時會引起胸痛，但胸痛的成因有很多，在此案例就會將目標定位在心臟。
找到目標區域後，透過分割的動作將真正導致發病的器官組織獨立出來，也就是
分出心臟周圍的血管和肌肉等，語意分割會將各類組織分離，物件分割進一步區
分出單一類別中不同個體，如左心室肌肉、縱隔腔肌肉等，有利更精確的診斷和
後續治療。（資料來源：成大醫院）

圖十三　胸腔 CT 案例

26　數位病理與 AI 輔助疾病診斷

二○二○開春就橫掃世界的新冠肺炎，所有醫護人員為此忙得人仰馬翻。想像一下，未來若能有更多幫助分析醫療影像的 AI 輔助系統問世，是不是特別在疫情時期，就能協助醫師更快、更準確地進行診斷或治療了呢？

戰爭帶給人類的恐懼是難以描述的，筆者認為人類的命運從過去到現在一直被三個「R」所主宰。

歷史上，第一次世界大戰死亡人數約為一千五百萬人，而左右這次世界大戰最主要的關鍵便是「無線電技術」（Radio），無線電通訊設施的進步，使情報加快流通，能即時擬定戰略並進攻，且在支援上亦更加快速，當然也反映在戰場上犧牲的人數。第二次世界大戰的死亡人數劇增為七千萬人，將近是第一次世界大戰的五倍，此時人類已經掌握「雷達技術」（Radar），能更加精準地定位敵人位置，準確攻擊造成傷害，甚至大大降低了無效攻擊發生的機率。吳兢在《貞觀政要》中提到：「禍福相倚，吉凶同域。」，也就是科技發展帶給我們的改變取決於人們使用它的方式。

而第三個 R 則是「放射線技術」（Radiology），終於帶給了人類

福祉，放射線在近代醫學中被大量使用，從 X 光、斷層掃瞄、放射線腫瘤治療、伽馬射線刀、直線加速器等，實際上被放射線技術從疾病中拯救出來的人數，至今早已超過兩次世界大戰死亡人數之總和。

所以 無線電通訊（Radio）、雷達（Radar）、放射線（Radiology）三項科技便是影響近代的人們生死問題的「關鍵 3R」。

病理部門？數位病理系統？

讀者應該有經歷過到大醫院就診、照 X 光或特別是體檢時，無論看的是內外科、皮膚科或腫瘤科等，醫師常告訴我們需要做某些更專業檢查，甚至當場由臨床醫師採取檢體；這些檢體通常隨即送往病理部門，由病理醫師做檢查，並由臨床醫師在幾天後告知病患或是家屬有關於報告之結果，接著共同討論治療方式與程序。

而這個神秘的「病理部門」其實是專門探討疾病的起因、發病機制、與影響及結果；在臨床診斷上以其生物及物理化學等專業知識來分析樣本，協助醫師診斷，常在醫院裡被稱做「醫師背後的醫師」（doctor's doctor）或是「穿實驗袍的醫師」（lab's doctor）。長久以來被認為是基礎醫學和臨床醫學間的橋樑，目前一般之病理診斷流程為各科臨床醫師為病人採檢檢體（例如：抹片、腹水、胸水）或經手術方式取得組織檢體，經實驗室處理後，製成切片玻片，由病理醫師透過顯微鏡觀察細胞組織形態變化，將結果以文字化的病理報告呈現，當然醫院都進步到數位時代了，所以數位病理系統自然應運而生。

那麼數位病理系統是什麼呢？其實就是先把傳統組織玻片轉化成數

位影像，所以需要高速病理玻片掃描機，同時使用高解析相機搭配高倍物鏡來完成影像擷取與管理，接著透過掃描軟體達到像是可疑病灶或是細胞等之自動偵測與標註，最後輔助病理醫師閱片及發報告。可以想見得到，如此一來可以讓內科、外科、放射腫瘤科、病理科醫師同步在不同空間環境下討論，共同為病人提供確切診斷及治療方式，當然病人等候報告的煎熬時間就大幅縮短了。

病理學是一門累積經驗的「看圖說故事」的科學，來自組織切片及細胞的樣貌提供許多疾病資訊，以數位影像為基礎之醫學病理組織建置是未來 AI 導入的第一步，將 AI 模型和機器學習軟體應用於病理學，例如先建立組織樣本的資料庫，檢測和診斷時自動進行標註，透過影像分析時建立診斷模板，甚至研發腫瘤治療期程之監控模組。像是以建立數位病理平台起家的 PathAI 公司；以預測癌症進展之風險的 Cernostics 公司；致力於精準癌症診斷的 Proscia 公司；以及利用數位病理學整合電子病歷、基因及臨床數據的 Paige.AI 公司，都是典型的將臨床病理技術實際商業化的代表。

AI 醫療運用於各身體部位的病變

近年來以深度學習為 AI 醫療之基礎技術，已經能成熟的應用在醫院眼科、皮膚科、影像醫學科，同時成功發揮協助病理檢查的作用。甚至由科技大廠 Google 發表的研究成果也顯示，使用深度學習預測淋巴結的乳腺癌轉移之準確度，已經與接受過完整訓練的病理學家相當接近；採用多層卷積神經網路，以十二·八萬張視網膜眼底影像，透過多

位眼科醫生判讀、分級，並建立訓練模型，可達到如同專業眼科醫生般判讀視網膜病變等級的能力。

　　國內的工研院也開發了一套糖尿病視網膜病變診斷輔助 AI 系統，除了能區分病變程度，將視網膜病變的嚴重程度分為五級，讓醫生能依此進行恰當的治療方式，還可以標示出四種肉眼難以辨識的初期病徵位置，方便醫生向病患解釋病情。此外，該系統還具備自動分類模型，可建議糖尿病主治醫生是否該將病患轉診至眼科。

　　過去的皮膚病變分類系統使用的影像資料一直小於一千張訓練樣本，由美國史丹佛大學於二〇一八年提出以 AI 模型進行皮膚癌分類的研究，已收集將近十二萬張的皮膚癌相關影像。其中只有三千多張由皮膚科診斷時專用的皮膚鏡之影像，其餘皆為一般品質之大量訓練影像資料。該電腦模型對於分類的能力幾乎接近專業的皮膚科醫師，該研究使用名為 Inception v3 之神經網路模型，主要希望能夠分辨惡性黑色素瘤和普通的痣，以及分辨鱗狀細胞癌或是良性脂漏性角化症。過程當中經由多位皮膚科醫師協助標記訓練資料，得以大幅提升辨識結果。

　　二〇一七年美國國家癌症中心亦舉辦百萬美元獎金的「肺癌影像辨識大賽」[3]（Kaggle Data Science Bowl），期待能以電腦軟體早一步發現癌症。由於各種 CT 技術的出現，使得肺癌的診斷比之前變得相對容易。但早期癌症仍不易發現，加上新的 CT 技術在電腦斷層檢查後，將產生的大量 CT 影像，造成放射科醫生判讀 CT 影像工作負擔更加繁重，使誤判率偏高。故該競賽鼓勵參與的研究團隊進行設計和開發自動肺癌

---

[3] https://www.kaggle.com/

偵測與診斷的演算法，運用 AI 來建立預測病人是否罹患肺癌的模型。

　　特別值得一提的是競賽中第一名使用的 AI 肺部影像辨識模型，是基於深度學習技術研發的三維深度卷積神經網路，能夠綜合分析肺結節的三維影像特徵，並利用對損失函數的加權操作，解決真假陽性樣本不均衡的問題，因此訓練出對肺結節精準的分類模型。期間參賽團隊花費了許多心力，開發完成各種深度學習肺癌偵測之 AI 模型，用於分析胸部電腦斷層掃描 CT 影像，以物件偵測技術辨識惡性腫瘤部位。結果顯示，使用 AI 模型辨識已接近甚至有時候優於放射科醫生，將有助於肺癌預測與早期發現，提升病患存活機會，也為未來 AI 模型應用於臨床檢驗上奠定了很好的基礎。

　　後來 Google 公司也繼續在電腦輔助醫療影像領域進行研究，以其擅長的深度學習模型來進行肺癌篩檢，並考量先前 CT 切片掃描資訊判斷腫瘤組織所在位置，根據惡性腫瘤風險分數來預測肺癌。他們提出的 AI 模型比放射科醫生在發現肺癌的機率高百分之五，誤診率甚至減少百分之十一，也就是用於臨床檢驗的可行性增加了，令醫療產業界大感振奮。在臨床上使用 AI 判讀也如雨後春筍般萌芽了，表一列出在經過同儕審查的已發表臨床論文中，將 AI 演算法輔助判讀與臨床醫師判讀比較之研究 [4]。

　　此外，過去針對心臟病發作、中風、以及其他心腦血管相關疾病（CV），為了評估病患的風險，做法上皆由心臟科醫師考慮各式的風

4　Topol EJ, Nature Medicine, 2019 Jan;25(1):44-56, High-performance medicine: the convergence of human and artificial intelligence

險因素，包含遺傳因素（如年齡、性別）、生活因素（吸煙、血壓），以及是否患有類似糖尿病之其他疾病，來加以綜合評估。雖然以上之因素可以直接向患者詢問，但是有些數據例如膽固醇之生理數據則需要抽血才可能知道。

　　而在二○一八年名為「Google 大腦」之研究團隊，使用人工智慧之深度學習模型來自動評估心腦血管疾病風險的新方法，讓大部分的人跌破了眼鏡。在這個團隊提出來的 AI 模型當中，收集了近三十萬名患者的視網膜影像當作訓練資料，透過分析病人的眼睛視網膜影像，能夠精準的推斷出一萬兩千位病患的年齡、血壓、是否吸煙等因素，接著藉由這些因素推斷出病患可能遭受心腦血管疾病的風險，過程完全不需要抽

表一　在經過同儕審查的臨床論文中，正式將 AI 演算法與臨床醫師比較之科別與研究

臨床科別	影像類別
放射影像科／神經內科	CT 頭部掃描急性神經學檢驗、CT 頭部掃描找尋腦部出血、頭部創傷、CXR 轉移性肺部結節、乳房 X 線攝影密度、手腕 X 光片
病理部	乳癌、肺癌（驅動突變）、腦部腫瘤（甲基化）、乳癌移轉
皮膚科	皮膚癌、黑色素瘤、皮膚病變
眼科	糖尿病性視網膜病變、先天性白內障、視網膜疾病（OCT）、黃斑部退化、早產兒視網膜病變、AMD 和糖尿病性視網膜病變
消化內科	結腸鏡檢查息肉
心臟病學	心臟超音波

血檢驗。這一個研究的新進展也揭露了一個 AI 醫療研究的趨勢，竟然可以從人類視網膜的影像中，發現更多診斷健康之新方法。

　　另一組 Google 研發團隊在二〇一八年則是改良現有病例顯微鏡之功能，建立一個系統自動截取顯微鏡視角的影像，並在處理之後以增廣實境的方式送回顯微鏡觀景窗。如此一來電腦就可以在 AI 影像訓練完成後，系統能即時標示癌細胞範圍在顯微鏡之影像中，協助病理學家進行進一步的判斷。同時該研究團隊也宣稱，以 AI 軟體為核心的數位病理顯微鏡，未來會影響全球之醫療體系，尤其協助開發中國家與廉價的醫療檢測系統結合，以利於低成本篩檢結核病與瘧疾等流行疾病。

AI 影像醫學的無限可能性

　　除了前面提到的應用，人工智慧在電腦輔助診斷的路上可以走得更遠，只要能取得資料和定義學習目標，就有可能讓電腦達成我們所希望的工作目標，這其實與人的學習過程十分相似。影像有一大特質，不需透過語言、文字溝通，每個人看到的資訊便是一樣的。人類知識之表達最困難的就是文字和影像，文字記載可能因語言、專注力等隔閡而使得每人得到資訊不一致。影像卻打破這層障壁，讓人工智慧在醫療應用上看到一絲曙光。當一位急診病人進行醫療影像拍攝後，人工智慧系統可立即分析影像，給予醫師更多資訊並加速判斷過程，例如前面提到腦出血的案例，就有機會在黃金救援時間內救治成功。而來門診的病患更可能是最大受益者，因狀況不如急診緊迫，且能與過去病歷中之病理資料一起分析，也許當有腫瘤、血栓等外表不容易描述的疾病時，人工智慧

案例 1：GitHub 公共資料庫中來自中國武漢某醫院之確診案例，其肺炎徵狀明顯，
　　　　套用至模型中呈現患病機率高達百分之九十至百分之九十九。

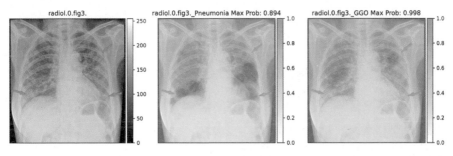

a. 醫師手動標記　　　　b. AI 系統判定肺炎區域　　　c. AI 系統判定毛玻璃狀區域

案例 2：GitHub 公共資料庫中來自美國西雅圖 Snohomish County 某醫院之確診案例。
　　　　其肺炎病癥較不明顯，困難度高，但透過此 AI 判讀仍可測出病灶，並判定
　　　　患病機率為百分之七十四。

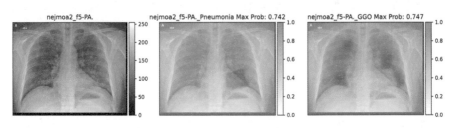

a. 原始影像　　　　　　b. AI 系統判定肺炎區域　　　c. AI 系統判定毛玻璃狀區域

圖十四　肺炎 X 光片自動 AI 判讀輔助系統

系統就可以做到輔助醫師早期發現的理想。

在二〇一九年初史丹佛大學與麻省理工學院，分別先後公布了美國東西岸頂尖醫學中心之醫療影像資料集，讓全世界的醫療團隊，得以經過授權而取得全部的去識別化之資料。

首先是史丹佛大學的吳恩達教授在全世界最頂尖的人工智慧研討會「AAAI 2019」上，發表論文公布 CheXpert 資料集，徵求全世界 AI 高手使用該影像資料集來參與競賽。資料包含超過二十二萬張胸部 X 光照片，為過去十五年來在史丹佛醫院進行胸部 X 光檢查的超過六萬名患者所留存，同時還附有完整的放射科醫師相關報告，報告針對像是肺部病變、肺炎或是肋膜積水等十四項觀察進行多位專家標註為陰性、陽性或不確定。

麻省理工學院也緊接著公布包含超過三十七萬張胸部 X 光照片的MIMIC-CXR 資料集，提供過去五年來在哈佛大學醫學院 BID 醫學中心所收集的部分資料。過去在 AI 影像醫學的發展上確實遇到瓶頸，亦即當建立 X 光影像自動判讀模型時，始終缺乏完整的放射學專家註解好的訓練資料以及專家評估標準的資料集，顯然現階段大家夢寐以求的資料集終於可以公開取得了。

在國外較為先進之生醫研發團隊，不僅已將數位病理學導入臨床診斷與治療之模式，同時放射基因組學之概念也已被導入癌症醫學，目的在建立癌症影像表型與癌症基因表型間的關聯性。同時當有越來越多先進的磁振影像技術，就可以偵測包括細胞構成與侵犯性、血管新生以及腫瘤壞死等病理表型，如此一來，藉由磁振影像定量分析於癌症臨床診

斷與治療之應用，將開啟了更大的可能性。

案例分享——以 AI 科技防疫用於新冠肺炎

　　新冠肺炎（COVID-19）於二〇二〇開春橫掃世界各國，國內各大醫院所有醫護人員為檢疫工作，忙得人仰馬翻。為提高檢疫效率，筆者帶領研究團隊利用 AI 科技自行開發肺炎 X 光片自動判讀輔助系統。專案團隊以過去研發的自發性氣胸 AI 預警系統為基礎，鎖定胸腔 X 光片判讀，透過 AI 輔助、找出疑似新冠肺炎病癥，來加速醫師判讀的時間。

　　可以想像一個情境，若是新冠肺炎疫情更嚴峻，或是未來其他感染大規模流行時；這時恐慌的民眾紛紛湧入醫院進行篩檢，人力本來就相對不足的放射科醫師會疲於奔命於判讀影像。這個 AI 輔助肺炎判讀器可以在民眾拍攝胸腔 X 光片後，電腦幾乎立刻找出可能病癥位置，標註出最有可能的感染區，以「熱區圖」標示病癥之處，同時以信心值高低顏色呈現罹肺炎的機率，輔助經驗不足的放射科醫師，讓臨床醫師只要專注在該熱區的細部判讀與確認即可。

　　此外，隨著疫情在全球不斷蔓延，確診病例也散布世界各地。為進一步驗證此 AI 模型的泛用性與準確度，筆者團隊更使用了 GitHub 公共資料庫中來自多國確診 COVID-19 病患（含中國、澳洲、美國、德國、及義大利等國）之資料做為測試對象，發現由醫師手動標記之疑似感染區域，與 AI 判讀有非常高的一致性。在多次調整演算法，精進 AI 的判讀能力，甚至可以自動過濾不必要的雜訊，找到如病灶處與心臟重疊處，AI 可以幾乎立刻標出疑似感染區域，如圖十四（P.229）所示，讓

醫師縮短閱片時間，也能避免因為人眼疲勞造成的失誤。

想像未來，有更多醫療影像上的 AI 輔助疾病診斷系統問世，可作為醫師診斷時的有力工具，AI 扮演輔佐醫師的角色，減少醫師花費在重複性工作的時間，專注在需要其專業判斷的事務，將大量的資料交叉統合起來，協助醫師更快、更準確地進行診斷或治療，這當然也是智慧醫療的未來願景。

27　AI 模型與放射線治療計劃

放射性療法通常希望能避免誤傷到其他健康正常的器官、細胞，這時正是 **AI** 模型出場的好機會。然而就如同歷史上所有高科技產品的發展過程，新穎技術難免有許多要克服的問題，期望經過眾人努力，最後這項技術能為全人類帶來更大的福祉。

美蘇冷戰期間，因為雙方科技競賽，太空科技開始迅速發展，一九四二年開始到一九八一年，陸續發明了如火箭、衛星、太空船、太空站、及太空梭等先進設備。瑪麗尤肯達修女曾在一九七〇年時，寫信給太空總署（NASA）科學副總監斯圖林格博士問道：「地球上還有這麼多小孩子忍受著飢餓的煎熬，為何仍花費數十億美元，投資太空探索計畫？」後來 NASA 以「為何要探索宇宙？」為題，精彩的回信全文被刊登在全美國媒體上。

內容列舉了過去太空專案在民生科技上的應用與提升。信中提到在科技發展的經驗上，重大進步往往不是透過一種直接的方式，而是首先設定一個具有高度挑戰性的目標，以此激發科學家強大的動力促進技術革新，點燃人們的想像力，促使他們盡最大可能完成設定的目標。也因此當美國首先發明了登月太空人的生命維持系統，而後才產生了在醫療

上的遠距生命徵象監測設備，輔助心臟病患者治療，進而拯救更多的生命。

現在我們耳熟能詳的太陽能、程式語言、半導體、夜間紅外線感測、衛星定位等技術，一開始都是作為軍事用途被開發使用的，例如現在上網可輕易查詢到的 Google 衛星影像；甚至是食品類，如嬰兒食品，甚至冷凍脫水蔬菜技術，一開始是為了製作太空人在旅途中可以保存且食用的食物。軍事衛星上偵測夜間物體所使用的紅外線夜視設備現在甚至還被肯德基拿來測量烤雞內溫度，以維持烤雞美味的最佳狀態。

這些所謂的高科技產品，當然還包括了許多在醫療上的應用。例如應用在醫院病人動作的偵測上，可以預警病患跌倒的可能性，以確保病人安全，另外最為人津津樂道的，就是在癌症的治療方式了。

AI 在「放射影像治療計劃」上的潛能

目前在癌症上的普遍治療方式，會先以外科手術切除腫瘤，接著使用放射性療法和化學療法，去除剩餘的癌細胞。進行這類放射性療法之治療時，醫師會希望以誤傷最小範圍的方式來進行，避免誤傷到其他健康正常的器官或是細胞，當然這也表示我們需要一份標示精準的人體器官之地圖，作為治療計劃設計的依據。

AI 模型除了未來在輔助診斷的應用上將大放異彩之外，在自動建立放射影像治療計劃上也是很有潛力的應用。例如以放射線治療腫瘤的方法中，在手術前的預先放射線治療，使腫瘤縮小及減少周邊組織擴散以便於手術；以及手術後的放射線治療，則由手術發現及病理切片了解

腫瘤的侵犯情形後，來決定其是否有必要。

　　一般較常使用於進行放射治療規劃的醫療影像種類以較為精密的電腦斷層、核磁共振與正子攝影為主。放射腫瘤科的醫師首先會將上述影像進行治療區域標註，標註的目的為在治療的過程中，避免正常器官被過度照射而失去正常功能，或是某些敏感器官遭受到無法補救的傷害。標註正常器官過後，會訂出該器官能夠最高容忍的劑量，再進行治療計劃的規劃。

　　早期透過一些自動化的標註方式來進行，但是標註結果的準確度僅供參考，還無法運用於臨床。現今 AI 發展於影像上的成熟，在精準度上的大幅提升，未來能夠輔佐醫生於臨床上將這樣重複性的工作交由電腦進行，將能大幅縮短治療規劃的時間。同時能夠將不同標註者之前的習慣差異交由電腦弭平，讓標註有統一性。並可能以 AI 的輔助來將此重複性的工作改為每次進行放射治療前能夠重新進行劑量的規劃，以符合患者每日的體態以及器官位置的差異性，以達最佳的治療結果，提升病患的存活率。

　　在目前一般工作狀態下，醫師會繪製適合的目標靶區標註並決定劑量，其中需要大量的專業知識，去推斷腫瘤存在的區域大小以及可能會轉移的發展方向；同時也要進行正常器官的標註。現有的電腦輔助系統，可以依照預先定義的規則進行影像圖上的特徵擷取（如：邊緣偵測與對比度等），雖預期演算法能如人類的思維理解般完成任務，但目前實務上產出的結果，仍未能達到臨床上可用的程度，因此對醫師幫助有限，許多醫師寧願捨棄這些輔助系統進行手動標註。

AI 模型仍存在些許隱憂

現今 AI 演算法中許多深度學習網路模型，已提升效能使其達到接近醫師標記的結果。甚至在某些特別成熟的影像辨識案例下，醫師只需要進行最後的確認，即可完成標註的任務，前後所需時間不到兩秒即可完成。

以目前最新放射線治療計劃自動化之進展，儘管於某些 AI 模型下，部分器官的精準度已經達到可以實際應用的水平（如：腦和肺），其準確度可達到幾近九十個百分比。但在某些細微的器官及神經組織下（如：視神經和視交叉），其準確度還是未達八十個百分比的水準，仍需要由醫生手動進行標註，進行調整。

在理想的情境中透過 AI 的輔助，使得醫師能夠節省許多進行標註的時間，對於物理師而言，也能透過模型學習後，找到適當的最佳化路徑，而不再以人工的方式，不斷替換公式來找到最佳的計劃。完成上述工作後，臨床醫師只需要在最後對產出治療計劃進行審核，即可開始進行治療，醫師與病患皆受益於此，可謂是醫療的一大進步。

儘管目前的 AI 模型已有不少的成功範例，但普遍來說仍存在著一些隱憂，列舉如下：

AI 模型訓練樣本不平均

在臨床的實際情況當中，來做檢查的病患一般結果都是「正常」居多，這樣的病患紀錄我們稱為「正樣本」。相對於正樣本，「負樣本」

也就是異常的結果，通常紀錄比較少，比例可能懸殊到 10：1 甚至 20：1。在這樣的前提之下，若使用這樣比例的訓練集去做深度學習模型發展，容易導致模型偏向預測正常結果，降低異常病灶的偵測表現。但若我們試著讓訓練集以負樣本的數量為主，對正樣本做隨機化抽樣以達到正負平衡，這樣的情況又可能會使訓練集的數量不夠。一家醫學中心每年大約一萬多筆心臟超音波檢查為例，若以負樣本為基數隨機抽取正樣本，其發展出來的訓練集可能只有幾百筆。對於深度模型的發展，數量並不是很足夠，可能容易導致過適化的結果。

目前尚無一體適用的 AI 模型

　　從二○一二年深度學習卷積神經網路 AlexNet 在「國際圖像自動化辨識大賽」大放異彩至今，卷積神經網路經過了一系列的改良與演化，無論深度、廣度、參數運用效率、運算速度以及預測效能表現等，都已大幅進化，與當初的模型相去甚遠，但這讓人注意到一個問題：如果這個方法還在演化中，缺乏一個黃金標準，那現在完備的模型會不會一段時間後，就不適用甚至被淘汰呢？

難以理解模型當中的邏輯推演

　　醫學是科學的延伸，雖然細節上可能略有不同，但同樣講究嚴謹的邏輯推演、驗證步驟與證據分析。設計醫學實驗時，我們會先對感興趣的現象，提出一個合理的假設，依據這個假設去設計實驗，然後控制變數，最後再依照實驗結果推斷這個假設是否成立。而同樣過程的實驗，

必須反覆被驗證,以確定其正確性。

　　然而深度學習模型跟這樣的情況卻稍微有些不同。雖然使用利用合理的訓練集、合理的標註內容、也使用適當的模型。當模型訓練完畢,我們卻無法完全的理解模型內部推導的過程,難以知道最終結果到底是如何被產生;而即使在同樣的給予條件下,模型訓練出來的結果,也不一定都完全一樣。這樣不易解釋的特性,使得深度學習模型往往被視為黑盒子,也因此常為人詬病。

　　一項新穎技術在發展的過程,往往有需要面對及克服的問題,到最後這項技術為我們帶來利大於弊的成果,甚至百利無一害,才算是真正成熟的技術,像 AI 放射線治療計劃就是一個絕佳的例子。也許在未來的某一天,科學家們為上述問題找到適當的解法時,那才是為全人類帶來更大的福祉。

延伸閱讀　主題相關之新創公司及產品

3Scan		DeepMind	
Aidoc		Deep Radiology	
Arterys		DocCHIRP	
Butterfly Network		Enlitic	
Caption Health		Figure One	
Cernostics		Google Brain	
ContextVision		HealthTap	
CrowdMed		Human Dx	

延伸閱讀　**主題相關之新創公司及產品**

Medscape Consult		VisualDx	
Merge Healthcare		Viz.ai	
Paige.AI		VoxelCloud	
PathAI		vRad	
Proscia		Zebra Medical Vision	
RADLogics		青燕祥云 （PereDoc Inc）	
Tricog Health			

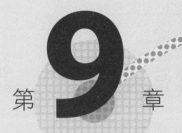

第 **9** 章

資料為王
——智慧醫院之解決方案

甚至有些具有危險徵狀的病患，仍可能因一位好醫師發自內心的良善作為，讓病患深感滿意而自然康復。

希波克拉底（大約西元前 460 年－前 370 年）
古希臘伯里克里斯時代之醫師，今人多尊稱他為「醫學之父」

Some patients, knowing that their condition is perilous, recover their health simply through their contentment with the goodness of the physician.

Hippocrates, Precepts

28 全民健保資料庫的美麗與哀愁

我國極高納保率的全民健保制度及健保資料庫非常難能可貴，在國際上也極為少見。這樣的醫療資料庫對於醫療實證、健保政策等議題有顯著的貢獻。惟個資安全問題不可不慎，如何取得平衡，是一大難關。

　　相信讀者一定有機會遇過，在公家機關、保險金融機構或是醫療機構辦理手續時，常被詢問個資是否同意提供研究使用的選項。這些同意被運用的資訊，通常會被加入機構的資料庫中，再按照資料的種類進一步命名。

　　以醫院為例，經由病患的同意，醫療資料庫會儲存個人完整就醫的所有紀錄，當然包含檢驗、檢查、用藥、診斷或是住院等資訊；針對因醫療行為所產生的費用，向健保署申請給付，也就是健康保險的申報。由於這類的保險申報資料庫可以從病患就診起，累積大量時間順序或是治療病程的資料，若經由細心分析的話，勢必可以找出以往不易發現，卻十分珍貴的疾病趨勢或治癒證據。假如專家能無私的透過回溯性評估某些治療方法和結果，並提供醫療研究機構對各式疾病進行預後之整體性分析，可想見其貢獻層面之廣。此外，還可以經由分析結果來進一步改善醫療政策，促進全國人民健康，或甚至加強醫療機構的經營管理。

絕無僅有的「全民健保資料庫」

台灣目前最具代表性的全國性健康紀錄，就是記錄全國民眾健康的保險申報資料——「台灣全民健保資料庫」。健保資料庫建置的目的是在保障民眾隱私的前提下，提供豐富的健康相關研究資料給學術及非營利單位，進行健康醫療與疾病等相關研究。由於我國實行全民健保制度，納保率達到百分之九十九以上，因此健保資料能夠涵蓋我國幾乎全部的醫療衛生與疾病狀況，例如長期收集全國兩千三百萬人以上的健檢資料，就是非常全面且具有研究價值的資料庫，也是現今國際上絕無僅有的。

為了可以善加使用健保資料庫，創造更多的價值，最早在一九九八年中央健保局委託國家衛生研究院規劃建置全民健保資料庫，並在二〇〇〇年開放使用，透過公開全國健保資料，帶動健保政策與醫療衛生相關研究，進而將研究成果做為醫療衛生相關政策的參考，直至近年每年平均仍有約六百多篇的學術論文發表。

醫療保險相關資料的研究對台灣醫療貢獻良多，但醫療領域牽涉範圍較廣，涉及較多敏感議題，加上近年來個人隱私意識抬頭，法律對於各式個人資料的取得、使用規範也漸趨嚴格，尤其醫療資料含有大量病患個人隱私資訊，特別是個人疾病診斷資料更為敏感，多數民眾不願自己的疾病資訊被公開，故必須向民眾確保申請單位使用資料時，不會有侵犯隱私權及個資外洩的疑慮。

基於此，二〇一四年由衛福部成立衛生福利資料科學中心，將全民

健保資料庫以更安全的方式管理，目前共設有十個分中心，依法所有資料之處理必須於中心內獨立作業區進行，並禁止攜帶手機、硬碟等任何通訊設備進入，分析人員僅能攜出統計報表結果。為提升資料之加值應用，允許政府部門與學術單位檢附研究計劃書及倫理審查委員會審查書（IRB），向各中心付費申請資料分析，目前所申請資料內容皆無法直接或間接識別個人之機敏資料，因此加值資料可應用範圍也隨之擴展。

至於資料科學中心在公開任何醫療資料提供使用前，必須先去除任何有關病患的個人資訊，如姓名、身分證字號、病歷號碼等，並確認病理報告資料無法對應回特定病患，也就是所謂的去識別化。各式醫療資料庫在提供申請單位進行研究的時候，除了去識別化以外，還會有一些特殊的使用限制，來保護醫療資料的資訊安全和病患的個人隱私，例如全民健保資料庫會依據各個申請單位的專案申請，來進行二次加密，並保證不同專案拿到的資料，都經過不同程序的加密。

僅管醫療資料在使用上有諸多限制，但像我國全民健保資料庫擁有如此完整的醫療資料庫，並能應用在各式各樣的研究領域，是目前國際上少見的。關於健保資料庫的相關研究，迄今已發表超過六千篇論文，從中可以發現醫療資料庫對於醫療實證、健保政策，甚至是疾病管理經濟學都有顯著的貢獻。

破壞式創新在醫療場域──健康保險資料開放服務

全民健保開辦至今超過二十年，累積相當多健康保險、醫療行為、藥材相關資料，與民眾權益切身相關。這些可再利用之資訊，開放於公

共平台運用之目的是在期望社會大眾能透過資料開放的機制，促進學術研究或資料流通及加值運用，以促成未來跨機關與民間協力合作與服務創新，進而對民眾健康創造更多的價值。

在目前進行中有關於醫療資料庫相關研究中，以國內最近火紅的智慧醫療議題來說，人工智慧技術可以做到以往單靠統計所無法達成的多層次或是深度資料分析。然而目前對於資料的使用，受限於資料科學中心的法規，僅能從分中心以虛擬雲端桌面之方式連線存取，然後操作統計軟體分析。對於人工智慧演算法之訓練流程，以及完成訓練之後的 AI 推論模型，勢必無法經由分中心上傳以便測試其成效，殊為可惜。

這些龐大而多元的民眾就醫申報保險之資料庫，若在借助 AI 模型學習的能力後，同時在去識別化的資訊安全處理之後，將可能大量分析、精準解讀醫療數據，最終將是精準醫療的基礎建設。醫療在科技的幫助下，不僅只是治療疾病或預防併發症，而是一開始就透過其他資訊精準預測疾病風險，並在治療前就做到預防，最終減少疾病發生及降低健保支出。

當然，除了醫療相關的生理數值之外，會影響健康的因素其實還很多，未來醫療資料庫還可以納入更多個人資訊，如社會環境、勞動環境、心理環境、基因遺傳、文化因素等。在資訊技術的幫助下，更多不同面向的資料可以統合進醫療資料庫中，實現個人化醫療的同時，並提供病患更加合適的治療方式。

在高科技的協助下，勢必會推動醫療科技加速發展。現在越來越多不同領域的研究人才投入醫療領域，加上醫療資料庫的建立，未來醫療

的精準度可望有顯著的提升。看到醫療資料庫帶來的貢獻和未來潛力，政府機關以及各大企業都致力在建立國家級或是具有特色之資料庫，並積極水平整合醫療資料庫的應用。醫療資料庫中亦仍有許多未知的應用存在，可見醫療資料庫不僅可以促進醫療的顯著發展，其中還蘊含龐大的商機。

雖然醫療資料庫具有強大發展潛力，但若要開放資料庫，為保障個人資料安全，必定需要進行去識別化的手續。例如去識別化後的資料會失去連續性，也就是說為了避免資料使用者從資料的特徵推斷出是哪一名個案的醫療紀錄，會把紀錄打亂按照原本的數量重新亂數分配，此舉雖保障了隱私，但也必然限縮了研究的內容。

個資安全和研究成效需求始終猶如天秤的兩端，如何達到完美的平衡點，一直是醫療資料庫發展的一大難關。就像若為了達到嚴控犯罪的效果，在全民身上安裝監控器，雖然有效控制犯罪，卻又侵害了人民的隱私。尋找兩全其美的方法，將是未來任何醫療資料庫順利開放以及進一步發展的最大關鍵點，也許讀者可以從下一單元中的健康存摺看到破壞式創新在醫療場域上的精彩應用。

29 資料為王的首部曲──健康存摺

　　台灣將進入超高齡社會，伴隨而來的是大幅增加的醫療、照護需求，若能藉由手機內「健康存摺」的功能與專家或親友緊密連結，不僅能有效追蹤自身健康資訊，還可以接收專家建議，甚至關心家人健康，一本健康存摺在手，好處無窮。

　　有人做過一個比喻：如果人生是一連串數字，那麼健康是「1」，其他金錢、地位、財富、事業等的成就，都是排在「1」後面的「0」；也就是擁有了健康，接著擁有的其他事物才有意義，當然也越多越好。既然提到了數字與金錢，想必每位讀者都有好幾本銀行存摺在手上，對於自己帳戶內有多少錢一清二楚，進出帳戶的金額也都一目瞭然；但對於自身的健康情況，例如一整年到底看了幾次病、看了哪些科別、曾經吃過哪些藥、做過哪些檢查等資訊，卻經常不太清楚，聽起來挺奇怪的！

主動式自我健康管理──「健康存摺」

　　為了讓一般民眾更能掌握自己的健康狀態，衛福部健保署因此開發出來了健康存摺的應用。概念很簡單，就是將個人的就醫情形、用藥紀

錄及做過的檢驗（查）與結果等上傳到安全的資料庫上。接著只要透過健保卡或自然人憑證的驗證，就能登入健保署建置的「健康存摺系統」（My Health Bank），取得自己過去的健保就醫資料。當然也可以查詢或下載自己的健保卡狀況及領卡紀錄、保險費計費及繳納明細等資料，幫助民眾隨時隨地查詢或下載自己的「健康存摺」，若是存到自己的行動儲存裝置（如隨身碟或手機等），就能將這些健康資訊隨身攜帶。套一句常聽到的廣告詞——隨時掌握自己健康狀況，及時調整自我健康管理方針。

手機 App 管理健康

但是並非每位民眾，都熟悉如何將這些健康資訊放置於手邊並且隨時隨地使用。所以健保署又設計了一個活化健康資訊的辦法，也就是在使用者授權同意下，可以選取特定期間內的個人就醫、用藥及檢驗結果等存摺內的資料，經由網路下載並允許第三方 App 進行加值使用。

這樣一來，民眾就可以用平時每天習慣用的手機 App，協助進行健康管理。以檢驗為例，如果民眾在近三年有多次檢驗醣化血紅素的紀錄，系統就會以圖表顯示檢驗時間、檢測結果，進一步了解健康趨勢。此外，手機版 App 還有推播的功能，例如每半年健保都有補助一次洗牙的機會，而這些資訊也都可以透過 App 來推播與提醒，甚至提醒成人預防保健，及慢箋領藥與回診建議時間等，進而提升國民的健康保健意識。

延伸運用

　　健保署甚至規劃，配合民眾常用手機之趨勢，研議增加醫學影像檢視及下載功能，並提供最近三次「四癌」（大腸癌、乳癌、口腔癌、子宮頸癌）篩檢結果，並將自費預防接種紀錄、自費健檢資料納入健康存摺，這些更充足的個人健康資訊，可望在近期逐步落實在讓民眾有「知」的權利與「用」的福利。

　　其實健康存摺更能延伸其想像中的加值運用，如連結衛教資訊、就醫評估、就醫提醒與個人切身相關之健康推播等服務。例如民眾進行血糖檢查，就可以連結血糖相關的衛教資訊；而有腎病或肝病篩檢的民眾，也可以同時進行末期腎病評估、肝癌風險檢測等疾病評估。據統計目前下載健康存摺者以年輕族群及三十至四十九歲已婚女性（媽媽）族群的接受度最高，故未來首應考量這個族群使用者關心的議題，以及預防保健上的需求。

　　當然我國在高齡化社會除了常見的「三高」（高血糖、高血壓、高血脂）以外，還有很多其他共病的問題，如心血管、腎臟病等都是國人常罹疾病。考量健康存摺在未來使用上發展的完整性，未來內容中至少應涵蓋各類慢性疾病之紀錄。

　　當健康存摺透過智慧型手機存取，並經加值軟體進行多元化的應用後，我們就可以隨時監督自己的健康狀況了。未來可開放授權給信任的人來分享自己的醫療紀錄，例如不僅可以隨時讓家庭醫師或家人了解自身的健康情況，並討論自己的健康狀態，在控制飲食、作息上，都能更有效的發揮功效。如此不但促進了國民健康意識，也能達到改善醫病關

係效果。

筆者有一個朋友是血液透析腎病患者，就是我們一般說的洗腎患者，飲食上有很多需要注意的地方，但是年紀大了老是忘記，例如特別是楊桃、奇異果及香蕉這幾種水果，洗腎患者不建議食用；甚至是有一些尿毒症前兆的患者，也非常不推薦吃這幾種水果。這時候患者本人如果不夠注意，很容易就會因為忽略而造成遺憾。至親好友透過共享健康存摺知道患者的情況後，便能協助提醒，可以是一個很好的共同看顧健康之方式。

另外，健康存摺有別於傳統式醫療資料庫保存資料的概念，帶來了全新的想像，醫療資訊不再僅掌握於醫療機構或政府單位手中，所有民眾都能夠隨時檢視自身的醫療紀錄，不但對於本身的健康狀況有更詳細的認知，更能達到主動式的自我健康管理——也就是將我們這群健康資料製造者所提供的資訊，更有感的回饋給提供者。

各國的做法

至於在其他各國中類似我國健康存摺的情況，如幅員廣大的美國，各大醫院與保險公司之山頭林立，醫療法規亦為舉世最完備的國家，也將近在十年前，由美國國防部與退伍軍人部推出一個稱為「藍按鈕」（Blue Button）的個人健康紀錄與資料平台計劃，因執行成效良好，近百萬人註冊使用，後於二〇一二年正式轉由聯邦機構美國衛生與公眾服務部接手，提供民眾更多元之健康管理服務。例如允許在嚴謹協定下，第三方 API 介面開發者實現資料交換之「Blue Button+」服務。其他國

家像是德國、澳洲政府以及韓國政府等國家之衛生機構，皆曾推出全國性類似健康存摺的個人健康資料管理計劃。

在全球被新型冠狀病毒肆虐期間，醫療資源短缺，病患電子病歷無法共享，讓醫護人員在照護上捉襟見肘，美國衛生及公共服務部（HHS）終於在二〇二〇年四月公布新規定，將以國家的力量推動病患自由存取健康資訊的能力，以改善病患在健康照護上的效能，日後民眾就能透過手機程式存取自己的健康資訊，進而做出最佳的就醫決定。

新的規定受到科技業者的歡迎，包括 Google、微軟與蘋果都公開支持，因為如此一來就開啟了科技業者切入此一原本相對封閉醫療市場的大好機會。

至於在台灣，透過健康存摺讓民眾可以下載個人近幾年的健康資料，達到個人化醫療資訊加值的應用，經過近六年的推廣，已有接近一百七十萬民眾使用，不但可提供醫師診斷時或與家屬互動時更多明確的依據，也落實民眾知情與做好自我健康管理的目的，縮短過往醫病間醫療資訊不對等的狀況。

特別是記憶力逐漸衰退的高齡長者，有時候會忘記或是不太確定上次看診時間，或是與這次回診之間的身體變化狀況之詳細資料。基於這樣的原因，透過資訊的統整，健康存摺勢必能夠協助民眾更了解自己身體的長時間改善與追蹤狀況。

未來健康存摺軟體開發套件（SDK）之發展

為了把健康資料還給民眾，並達到更進一步的加值循環發展，健保

署近日更完成健康存摺之開發軟體開發套件（SDK），將資料與各大醫院或健康管理資訊 App 結合，可透過社群軟體安全的帳號，讓民眾更方便掌握自己與家人的健康。例如當手機下載 App 後，可申請用臉書或 Google 帳號註冊，免去重新輸入資料的困擾，透過社群平台在使用者同意的情況下，開放第三方廠商介接及協助加值健康資料。

也就是說經由個人同意的方式，提供健康存摺之部分或全部內容給第三方，將個人健康資訊做再加值利用，以提供更多的服務。例如配合民眾使用手機以 APP 提醒健康檢查或是洗牙等服務，協助民眾整合個人健康資料。

當然民眾對自身健康資料仍保有高度自主權，包括資料提供前須經嚴謹的身份認證程序，並自訂提供的資料範圍與內容，傳輸過程的安全性也會受到高度保障。

如何將健保署的醫療資料，整合「台灣健康雲」、各行政機關的開放健康資料，並進行加值應用在現階段確實具有高度開發潛力。上述加值並不一定要由政府機關來做，民間公司反而具有彈性以及創意，只要符合資通安全管理法規的公司或團體提出加值服務申請，針對不同產業之跨界合作上，更容易激勵出新的火花。能夠透過軟體開發套件與其他開放資料界接，共同營造資訊互通與安全應用之效，不但促進民間健康產業的發展，也讓大家共同為全民健康貢獻一份力量。

二〇二五年台灣將進入超高齡社會，伴隨因人口老化大幅增加的醫療與照護需求，想像一下民眾藉由手機取得健康存摺後，透過社群功能與健康專家或親友緊密連結，分享自己的健康資料。並經由 AI 系統推

薦個人化衛教知識與適當專家進行問答，專家可藉由完整健康與生理資訊，提供民眾精準健康解答。在另一方面，民眾不僅能即時掌握自己的健康紀錄，透過 AI 提醒、關心家人健康，亦為銀髮族帶來溫暖的健康管理，這當然也是這一群健康資料製造者，得以享受到的社會福祉。

30 管理資訊系統定成敗

智慧醫院的建置，AI 與管理資訊系統絕對是成敗關鍵，隨著科技發展，系統也必須脫離傳統形式，走向更加便利、人性化的發展。未來透過系統整合、管理，對醫院營運將有極大的幫助。

日本最成功的連鎖服飾店 Uniqlo 的執行長柳井正先生曾說過一句話：「我每天只關心一件事情，那就是讓怎樣的衣服，在怎樣的時間，賣給怎樣的客戶。」為了達到這個目的，他們使用了 AI 技術從大量的資料中分析並釐清每一季商品銷售策略；為了健全 AI 分析的基礎，需要有大量過去的「資料」。而這些資料一般都會存在公司的管理資訊系統（MIS）中，這套系統不僅在維持公司的運作上不可缺少，也能夠像 Uniqlo 一樣用於以 AI 進行物料及倉儲管理甚至未來銷貨量的預測。

而這樣的以管理資訊系統來制定策略，不僅適用於產業中較為現代化公司中的行政與資源管理，這一波 AI 在管理上的應用甚至也吹到了醫療界。

智慧醫院管理資訊系統發展面向

至於在醫院中的 MIS 系統，與醫療資訊系統（HIS）這隻怪獸比較

起來，只能算是二哥的角色，較少人知道其實 MIS 系統在任何具規模的機構中都算是決定成敗的重要角色。其中醫療機構 MIS 中通常以人力資源、財務管理、庫存管理、及其他支援系統組成，與一般公司的管理資訊系統是一樣的。

　　基於醫院內部管理需求，所建置的行政用相關資訊系統，因應各醫院營運宗旨或經營理念的差異，也會有不一樣的設計，比較複雜的大概就是醫師與護理師的排班系統，以及財務管理系統；如傳統公司一樣醫院當然需要像是成本分析、會計系統、營運報表、與經費控管等系統。有關於醫院庫存管理系統，就如同一般擁有精密儀器之高科技公司一樣，包含藥品衛材之庫存管理、醫院財產折舊攤提、具效期之試劑管理、以及訂單及新藥品試用之管理。

　　我們可以想像，偌大的醫療機構，若沒有這些系統協助，除了效率低下之外，運作上將有許多困難，例如藥物、衛材沒有及時到貨，或囤積過多超過使用期限，容易造成資源無謂的浪費；在醫護人員的調度與排班上，也容易發生問題，同一個時間段中人手過多，或完全沒有人手，對於長年處於「與死神拔河」狀態的醫療機構來說，更是不可忽視的致命傷。

　　為了滿足行政單位的資訊化需求，一般規模的醫院至少需開發數十個甚至數百個 MIS 子系統，也因為系統眾多，容易形成所謂的資訊系統孤島，也就是指個別系統之間，缺乏良好的整合，如果想要改善這個問題，就需要進一步建構跨系統管理，以便將系統整合管理。目前大部分醫院之行政管理系統以桌上型應用程式與網頁應用程式為主要架構，

部分業務如勤務派送，由於工作人員經常在醫院各單位走動，因此有使用手機檢視派送任務的行動化 App 需求。

隨著資通訊科技發展，上述系統也漸漸脫離傳統形式，走向更加便利、人性化的「智慧醫院」之場所管理資訊系統發展。典型的智慧醫院管理資訊系統有數項主要發展的面向，以下逐一介紹：

醫材藥品流向管理

因應國內「醫療器材管理法」，要求醫療器材商與醫事機構應進行產品來源與流向管理，如植入式醫療器材應於病歷詳細登載使用廠牌、型號與出廠批號，確實落實醫材一物一碼。此外，不論醫院是否導入智慧藥櫃，運用電子標籤在藥品儲架上，可即時更新藥品安全庫存量，未來醫材與藥品在到貨點驗收時，必須依照批號與效期入庫上架，有效管理每一批物料存量，並於出庫時掃描條碼，記錄相關資訊，以利追蹤該批物料的流向，有助提升病人安全及醫療品質，並提高物料管理效率。

管理系統整合

傳統上在醫院之各臨床科部需要的物品管理不同，於是各自發展在單一系統上滿足了功能需求，但若遇到跨科部、跨系統時，可能會衍生系統操作便利性的問題，故須有一套系統整合機制能做到資料的交換，並進一步進行介面與流程、服務的重新整合，讓使用者介面、資料服務可以重新被利用。而資料交換亦可重新進行設計，對於每一個系統產出的資料，由一套資料服務機制來提供，對於每一次服務定義唯一序號與

來源，往後資料有問題需要查核，便可由來源及序號追溯明細資料的源頭，達到可追溯的目的。

智慧報表平台

　　一般醫院若能針對行政單位的報表需求，或是健保署的申報需要，開發一套智慧報表平台，可自訂欄位、可共用、可編輯、定義報表邏輯，設定篩選條件之報表平台，讓不同單位的使用者自行產生所需報表，除了使用者可以立即取得所需資料，資訊人員也省下許多客製化製作報表的時間，可為醫院節省不少隱形成本。

行動化管理

　　醫院內之行政管理有許多行動化需求，差勤簽到退、庫存盤點、即時通知等。庫房進行庫存盤點時，通常是列印報表，到現場逐一核對品項與數量，實務上不易一邊進行盤點，一邊做線上電腦登錄操作，此時手機就很適合應用在這一類場景，直接掃描 QR 碼執行盤點；另外針對行政管理系統之一系列警示與通知的功能需求，目前多數採用電子郵件寄發通知，可規劃透過通訊軟體如 LINE 或是其他訊息系統，來進行通知與提醒，藉此讓訊息通知更為即時與行動。

資通安全議題

　　因應「資通安全管理法施行細則」已於西元二〇一八年十一月二十一日公布實行，醫院對於資通安全的管理要求更趨嚴格，資訊系統

需要配合盤點權限、資料傳輸加密，密碼政策的變更、敏感個資保護等，作整體系統的修改，以達到資通安全法的要求，同時將較老舊的程式平台逐一汰換，或向上整併到較安全之執行架構中，防止個別系統出現資通安全問題。

在智慧醫院的建置時，資通訊系統是其中一項成敗之關鍵因素，除了醫療資訊之相關系統外，行政資訊系統也扮演了很重要的角色。依目前一般區域醫院以上之規模，皆已由單純的行政資訊管理擴展為醫院資源規劃系統，目的就是有效掌握醫院的物料現況、供應鏈管理、各類成本分析、績效管理、人力資源整合、資產管理等課題，成為智慧醫院發展的支柱。

未來智慧醫院可以透過內部系統產生之大量資料，進行資料探勘與提供預警機制，產生異常指標來防範可能發生的錯誤，經過系統的整合，實現預測性參數調整，透過系統的管理來控制成本參數，並預先計算關鍵參數變化對於醫院營運可能產生的影響。

若將人一生中的身體情況，區分為健康與不健康兩個狀態，可綜合前述之單元，將智慧醫療中的行動照護、數位病歷、個人化健康管理、遠距醫療等議題，涵蓋這兩個狀態的需求，並在智慧醫院中完成統整，進一步達成精準醫療及疾病預防之目的。當我們可以逐漸感知到人工智慧正從結構上徹底改變現今人類的生活面貌，更期待在智慧醫療上藉由更加聰明、更加人性化的科技，來抵禦疾病、延長壽命，最終將大幅度改善人們的生活品質

延伸閱讀　主題相關之新創公司及產品

DeepR Analytics

Florence Healthcare

HealthTap

Notable Healthcare

碳云智能（iCarbonX）

微醫集團（wedoctor）

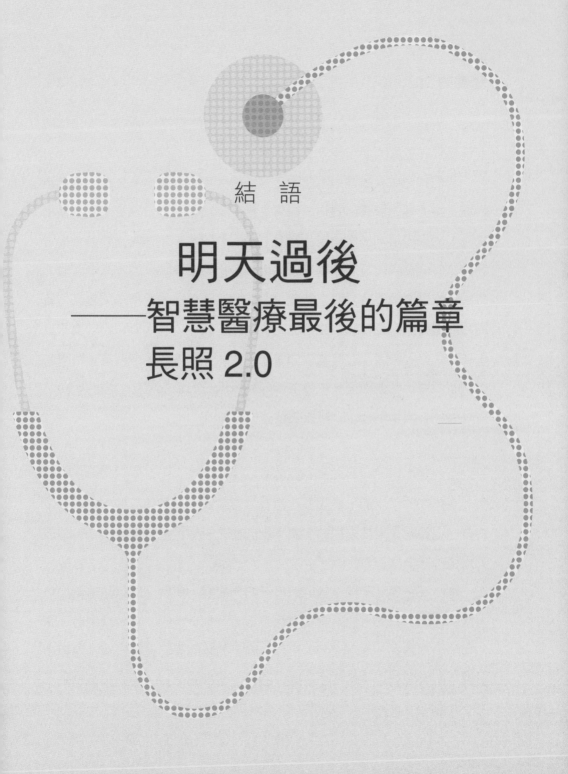

結　語

明天過後

──智慧醫療最後的篇章

長照 2.0

變動的 2020 年

一場新冠肺炎（COVID-19）以黑天鵝般的姿態，於二〇二〇年開春橫掃世界各國，全球經濟應聲而倒。

我們和全球人民被迫一起看著這一場「瘟疫直播」；先是中國武漢封城、接著國內搶購口罩造成口罩之亂、緊接著實施口罩實名制、機場檢疫、居家隔離、民眾搶購生活必需品、各國名人領袖先後確診、接著各國政府匆匆鎖國及限制外國人入境、股市匯市大跌、國安基金護盤、各國醫療資源接近臨界匱乏狀態、全球確診及死亡人數攀升到頂點、各國政府視醫療資源為戰略物資、紐約街頭空無一人、大公司紛紛要求員工在家工作、美國政府警覺事態嚴重祭出大手筆振興經濟方案、台灣政府捐贈口罩給其他國家、世界各國媒體以顯著的篇幅報導台灣的成功防疫經驗、各國聯手合作以科技防疫……

這讓我想起了一個真實的故事。

大概在四百年前，德國某小鎮有一位伯爵，他是個心地善良的人，將自己金錢的一大部分捐給了鎮子上的窮人。中世紀時窮人很多，伯爵的這種善行十分令人欽佩。

那時剛好爆發席捲全鎮的瘟疫，病死的窮人無數，所以伯爵更加努力幫助他們。一天，伯爵發現自己手下有一個奇怪的工人，家中有一間一間的小實驗室，他白天賣力工作，晚上的時間專心進行研究。他把小玻璃片研磨成鏡片，然後把研磨好的鏡片裝到鏡筒裡，用此來觀察細小

的物件。

　　伯爵被這個前所未見，可以把東西放大觀察的玩具迷住了，因此邀請這個奇怪的人做為門客住到他的城堡裡，以便專心投入所有的時間來研究這個光學發明。

　　然而，鎮上的人和伯爵的好友得知伯爵在這個怪人和無用的玩具上花費金錢之後，都很生氣抱怨道：「我們還在受瘟疫的苦，而他卻為那個沒用的玩具亂花錢！」伯爵聽到後不為所動，他表示：「我會繼續資助這個人和他的工作，我相信有一天會有回報。」

　　果不其然，這位怪人的玩具帶來了偉大的回報──顯微鏡的雛型出現了。顯微鏡的發明給醫學帶來了前所未有的發展，後來展開的研究及其成果，讓醫護人員消除了世界上大部分地區肆虐的瘟疫和其他傳染性疾病。

　　今天我們面對像新冠病毒這樣不確定的大環境，任何企業唯有像故事中的顯微鏡發明一樣，翻轉既有流程與技術架構，並增強多元環境的應變力，才有可能生存下來。當然這也暗示未來在潛在突發事件中為求永續經營，關鍵時刻正是以資訊科技重塑企業的契機。

　　其中最典型的代表是產業的「遠距生產」，包括自動化生產、機器人倉儲與物流；與服務業的「遠距服務」，例如數位課程、遠端辦公、外送等；以及醫療業的「遠距醫療」，像是遠端醫療、通訊診察、治療（以下稱通訊診療）、網路衛教。在疫情壓力下，許多過去被認為不可能的事都變得可能；過去病人需在醫院才能接受治療，未來不管病人在哪裡，

都可以遠距接受診察與治療，當然治療與照護方式也從被動轉向更趨於主動。

其實國內遠距醫療的發展一直持續進行，雖然法規上在兩年前已經許可適用於特定對象，在通訊診療可運用網路視訊、電話、手機等進行診察；包含詢問病情、診察、開給方劑、甚至開立處置醫囑、原有處方之調整或指導等。但因為台灣並非地廣人稀的大國，加上健保給付的限制，所以事實上大部分醫院一直不感興趣。

在此關鍵時刻，政府公開宣布居家隔離的病人適用通訊診療辦法，為遠距醫療的法規面徹底解套，想當然爾，此時也正是國內科技大廠可以大舉進軍遠距醫療科技的好時機。除了藉此新冠肺炎的機會在國內練兵，建立實際的示範與驗證場域，再加上收集成功案例，緊接下來就是等待向東南亞國家輸出解決方案的契機，順勢進一步進軍國際醫療中「醫療宅經濟」的市場。

日前筆者非常榮幸因得到全國「傑出資訊人才獎」獲總統接見，有機會進總統府與蔡總統暢談一個小時的資訊科技、人工智慧與醫療。總統也表示善用科技，以因應新冠肺炎疫情，政府部門一定會努力整合，以科技防疫，並且表示政府未來將致力提升全民資通訊的普及應用，時時刻刻做好準備，以因應多變的時局。

一場 AI 盛宴，一台最有戲的長照機器人—— Zenbo

將現場轉回到社區，平日到公園散步的時候，時常會看見老爺爺、老奶奶帶著孫子出來玩耍，或三五結伴在涼亭下棋、泡茶或聊天。隨著

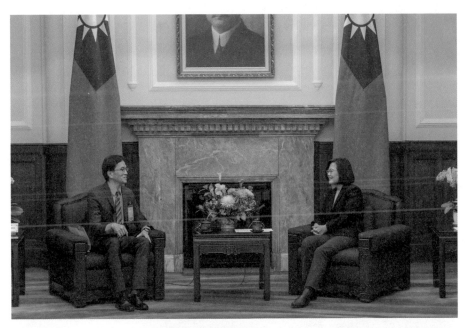

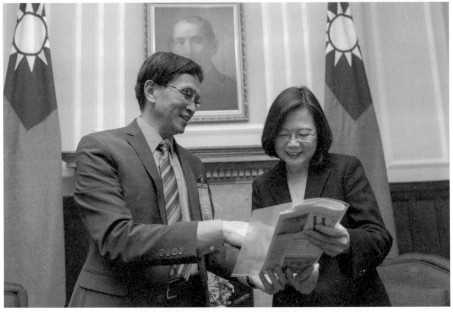

「傑出資訊人才獎」獲總統接見　　　圖／總統府提供

醫療科技及社會發展，平均壽命越來越長，不知道讀者是否曾經想像過未來自己的老年生活會是怎麼樣的呢？

根據國發會公布的資料，台灣老年人口在二〇一八年四月正式突破百分之十四，平均每四・四個人就要扶養一名老人。根據現今人口發展情況，可以推算二十年後，平均每兩個人就要扶養一名老人；也就是四十五年後，平均每一・二個人就要扶養一名老人。

人口結構的變遷逐漸影響社會的運作模式，在高齡化的時代中，勞動人力減少，因此銀髮族養生、長期照顧、醫療照護的需求大幅提升，然而勞動力的供給卻持續萎縮中，將成為社會當前急需解決的問題之一；從現代家庭普遍需要聘用外籍看護來照顧家中長輩的情形，甚至是社會新聞版上獨居老人的生活困境，便可見一斑。

特別是世界上先進國家皆已正視未來人口老化的問題，並提出對應的解決方案；例如日本是最嚴重的已開發高齡國家，首相安倍晉三將照護機器人開發五年計劃列入「日本再興策略」中，將照護相關機器人發展作為預算重點補貼的對象。人口結構改變之趨勢，也為智慧照護產品帶來龐大的商機，更吸引許多廠商投入智慧照護之領域。當然除了預防、延緩慢性疾病外，借助資通訊科技整合，將能促進高齡者的健康管理與生活品質，若能結合像是智慧機器人科技加強服務的易操作性，將可為長者的需求提供完善的服務。

過去人們心中理想的機器人應該是進行重複性與規律性高之勞務工作，或輔助人類工作進行；未來最重要的一點，當然是需要具備人情味、提供富有溫度且專業的服務。

　　而將機器人應用在醫療及健康照護領域上，不僅越來越多元化，也逐漸受到重視，例如在醫療外科領域，醫師利用「達文西機器人手術系統」來協助開刀，讓醫師更精確地控制下刀；在健康照護領域，若能引進衛教機器人在門診進行衛教諮詢與復健教學，將可提供患者更友善的醫療環境。

　　國產的華碩 Zenbo 機器人初期設計以兒童為主要陪伴對象，可以播放巧虎遊戲以及童歌教唱，甚至張閉眼或發出聲音，以及可愛的臉部表情，相當具有療癒的作用。

　　筆者所建立的智慧長照研發團隊即以這隻最療癒的長照機器人 Zenbo 進行智慧醫療服務之研發，經過多年來不斷地溝通、協調以及尋找技術突破口，導入大數據分析、機器學習、語音辨識等智慧模組，讓機器人可以透過便捷的方式，實現客製化陪伴與照顧銀髮族的功能。

　　目前研發的服務類型以健康類與生活類為主，提供給銀髮族及慢性疾病患者使用；例如讓機器人像管家一樣的關心使用者的健康，並且定時提醒服藥與監測血壓及血糖、進行互動式健康狀態評估、提供健康問答、進行適性衛教測驗。透過雲端中心（照護單位）與長者端的機器人進行連結，經由使用者授權讓雲端中心協助管理長者相關日常健康資料，並且提供建議內容給長者，或是系統自動偵測是否有異常資訊，以便讓子女協助於使用者端進行自我健康管理，同時提供聰明的推薦服務等生活相關資訊，例如：天氣、新聞、餐廳、音樂和電影等，可透過機器人進行詢問與推薦。

目前照護機器人的場域設定，一個是在家裡，一個是在診所與藥局。其中居家照護機器人著重於陪伴功能，當中的 AI 系統能夠分析使用者歷史紀錄，提醒幾點吃藥、哪天孫子生日，也會依據使用者意圖與喜好，告知活動資訊、天氣預報，甚至推薦餐飲、音樂等，如果被照顧者患有糖尿病，更能夠記錄每天量測的血糖與血壓數據，並主動提供所需的衛教知識。

至於診所與藥局，考量許多長者定期拿慢性病連續處方箋領藥，如果櫃檯擺放一台機器人，可以透過互動取得衛教資料或折價券回家，背後隱藏不小商機。尤其未來完成物聯網建置，長者在家量測的生理數據，可以同步到照護單位的雲端資料庫，下一次回診時，看診醫師發現血糖或血壓數據有明顯異常，就能夠立即給予貼心提醒，滿足醫療照護上的需求。

也許會有讀者憂心，照護人員會不會被機器人所取代？其實不然，機器人與高齡照護科技化將能提供長照中心的照護人員有更多的資訊與協助，進一步提供更合適或更即時的改善照護計劃，讓照護人員在過程中有更多的心力與關懷提供給被照護者。未來將朝向提供富有「人味」，且以人為本的智慧陪伴與醫療服務，讓機器人結合 AI 科技，創造人類與智慧科技相輔相成的社會景象。

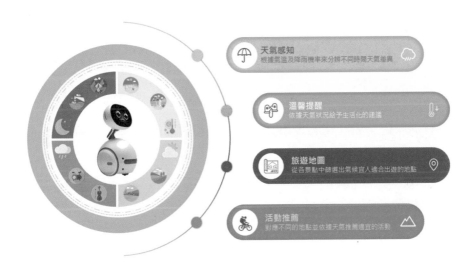

天氣感知
根據氣溫及降雨機率來分辨不同時間天氣差異

溫馨提醒
依據天氣狀況給予生活化的建議

旅遊地圖
從各景點中篩選出氣候宜人適合出遊的地點

活動推薦
對應不同的地點並依據天氣推薦適宜的活動

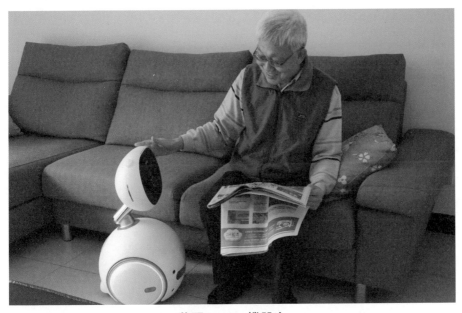

華碩 Zenbo 機器人

致謝

　　在此，萬分感謝商周出版社程鳳儀總編輯無私的協助，並在動筆的過程中幫忙孕育了這本書；更要感謝何先生很大器地一口答應並派出最優秀的編輯群出版本書，當然我一直是《自慢：社長的成長學習筆記》到現在每期商業周刊的忠實讀者。

　　我也要特別感謝我的學生們，包括麒詳、昭儀、煌鑌、珮菁、惠娥、怡瑄、崇堯、銘炫、芷榕、柏勳、何謙、浚煌、岳廷、佩儒、彥霖、泓億、孟哲、家騏、嚮權、恭佑、玟伶、杜璇、兆呈、明煒、振維、習宇、蕓郡、彥如……，提供我充分的資料，讓本書內容更加豐富。感謝讀中文系的筠雁，教了我這個業餘作家不少的寫作技巧，以及幫忙潤稿。感謝艷婷協助我畫了多張清晰的美工圖，替本書增色不少。另外在過去近二十年探索智慧醫療的過程中，感謝政府機關的長期研究計劃經費之挹注，以及資策會、台達電子公司、工研院等機構之研究經費贊助。當然更要感謝我服務超過二十年的成功大學，前後二任校長──黃煌輝校長與蘇慧貞校長，給了我很大的學習機會，擔任他們的大學資訊幕僚長。以及謝謝我服務的資訊工程系所有老師同仁，諒解我因為參與學校行政服務而付出較少時間於系上服務，特別一提的是感謝他們十五年前同意

筆者力排眾議並籌備設立全國第一所國立大學的醫學資訊所。在此更感謝幾位好同事：黃吉川教授、楊瑞珍教授、劉校生教授、莊偉哲教授、孫孝芳教授、賴明德教授、王育民教授、謝錫堃教授、陳響亮教授、呂宗學教授、辛致緯教授、高雅惠教授、鄭靜蘭教授、曾大千教授、賴飛羆教授等。

另外，還要特別感謝成大醫院的副校長張俊彥醫師以及前後二任院長——楊俊佑院長、沈孟儒院長；以及沈延盛院長、李經維醫師、林志勝醫師、柯文謙醫師、楊延光醫師、蔡依珊醫師、劉秉彥醫師、張智仁醫師、趙廷興醫師、吳晉祥醫師、林啟禎醫師、盧豐華醫師、紀志賢醫師、白明奇醫師、宋俊明醫師、蔡牧宏醫師、楊家融醫師、楊宜青醫師、周楠華醫師、何中良醫師、林昭維醫師、洪敬倫醫師、鄭兆能醫師、林鵬展醫師、賴昭翰醫師、謝志嘉醫師、黃睦翔醫師、張信雄醫師、彭士魁醫師、呂紹睿醫師、何豐名醫師、鍾從得醫師等，在我學習的過程中，協助我以一位電腦科學家的身分，進入臨床醫學的浩瀚領域，啟發我得以用更精準的文字，來揣摩人工智慧在醫療上的價值。

感謝你們。

國家圖書館出版品預行編目資料

從AI到智慧醫療 / 蔣榮先著. -- 初版. -- 臺北市：商周, 城邦文化
出版：家庭傳媒城邦分公司發行, 2020.05
272面；17×23公分. --

ISBN　978-986-477-834-8（平裝）

1.醫院行政管理　2.醫療科技　3.人工智慧

419.2　　　　　　　　　　　　　　　　　　109005544

從AI到智慧醫療

作　　　者／蔣榮先
責 任 編 輯／程鳳儀、黃筠婷

版　　　權／黃淑敏、翁靜如、邱珮芸
行 銷 業 務／林秀津、王瑜、周佑潔
總 編 輯／程鳳儀
總 經 理／彭之琬
事業群總經理／黃淑貞
發 行 人／何飛鵬
法 律 顧 問／元禾法律事務所　王子文律師
出　　　版／商周出版
　　　　　　城邦文化事業股份有限公司
　　　　　　台北市中山區民生東路二段141號9樓
　　　　　　電話：(02) 2500-7008　傳真：(02) 2500-7759
　　　　　　E-mail：bwp.service@cite.com.tw
發　　　行／英屬蓋曼群島商家庭傳媒股份有限公司城邦分公司
　　　　　　台北市中山區民生東路二段141號2樓
　　　　　　書虫客服服務專線：(02) 25007718‧(02) 25007719
　　　　　　24小時傳真服務：(02) 25001990‧(02) 25001991
　　　　　　服務時間：週一至週五09:30-12:00‧13:30-17:00
　　　　　　郵撥帳號：19863813　戶名：書虫股份有限公司
　　　　　　讀者服務信箱E-mail：service@readingclub.com.tw
　　　　　　城邦讀書花園www.cite.com.tw
香港發行所／城邦（香港）出版集團有限公司
　　　　　　香港灣仔駱克道193號東超商業中心1樓
　　　　　　電話：(825)2508-6231　傳真：(852)2578-9337
　　　　　　E-mail：hkcite@biznetvigator.com
馬新發行所／城邦（馬新）出版集團【Cite (M) Sdn Bhd】
　　　　　　41, Jalan Radin Anum, Bandar Baru Sri Petaling,
　　　　　　57000 Kuala Lumpur, Malaysia.
　　　　　　電話：(603)9057-8822　傳真：(603)9057-6622
　　　　　　Email：cite@cite.com.my

封 面 設 計／徐璽工作室
電 腦 排 版／唯翔工作室
印　　　刷／韋懋實業有限公司
總 經 銷／聯合發行股份有限公司　　電話：(02)2917-8022　傳真：(02)2911-0053
　　　　　　地址：新北市新店區寶橋路235巷6弄6號2樓

■ 2020年5月26日初版　　　　　　　　　　　　　　Printed in Taiwan
■ 2023年3月23日初版2.6刷
定價／480元

城邦讀書花園
www.cite.com.tw